Pilzinfektionen
Die neue Volkskrankheit

Iris Wölfler-Rockel

Pilzinfektionen

Die neue Volkskrankheit

Erkennen, Behandeln, Vorbeugen

NEFF

Hinweis: Die in diesem Buch direkt oder indirekt ausgesprochenen Empfehlungen sind von Autorin und Verlag nach bestem Wissen und Gewissen erarbeitet und sorgfältig überprüft worden. Dennoch kann eine Garantie nicht übernommen werden. Eine Haftung des Verlages und seiner Beauftragten für Personen-, Sach- oder Vermögensschäden ist ausgeschlossen.

NEFF ist ein Imprint der
VPM Verlagsunion Pabel Moewig KG, Rastatt

Fachliche Beratung: Dr. Hans-Ulrich Jabs
Druck und Bindung: Graphischer Großbetrieb Pößneck
Printed in Germany 1996
ISBN 3-8118-5378-3

Inhalt

Vorwort

Liebe Leserinnen, liebe Leser,

Pilzerkrankungen – ein Thema, dem die Medien seit einiger Zeit erhöhte Aufmerksamkeit schenken. Gewiß aus gutem Grund, denn nahezu jeder ist direkt oder indirekt davon betroffen. Sei es, daß man selbst gerade unter einer Pilzerkrankung leidet beziehungsweise schon einmal eine durchgemacht hat oder aber im Bekannten- und Freundeskreis jemanden kennt, der gerade erkrankt ist. Sind Pilzerkrankungen also auf dem Vormarsch?

Tatsächlich haben Mikropilze in den letzten Jahrzehnten in der medizinischen Praxis zunehmend an Bedeutung gewonnen. Der Grund für häufigere Erkrankungen liegt allerdings nicht, wie manche vielleicht denken, in einem zunehmenden Pilzbefall. Vielmehr haben sogenannte fakultativ pathogene Pilze immer häufiger die Gelegenheit, sich aufgrund veränderter Lebensumstände und moderner medizinischer Behandlungsmethoden zu vermehren. Diese Pilzarten, dazu gehören insbesondere Hefen, leben in geringer Anzahl unbemerkt in vielen Menschen. Erst durch einen Immundefekt oder eine vorübergehende Immunschwäche breiten sich die Pilze aus und verursachen eine Krankheit. Das allerdings ist kein Grund, in Panik zu geraten. Wer rechtzeitig – das heißt, bereits bei den ersten Krankheitssymptomen – zum Arzt geht, kann schnell und sicher mit speziellen Behandlungsmethoden von einem Pilzbefall befreit werden.

Leider fehlt vielen Ärzten immer noch das notwendige Detailwissen über Pilzerkrankungen und zudem meist auch die Zeit für ein informatives Patientengespräch. Diese Lücke will der vorliegende Ratgeber schließen. Er gibt Betroffenen die Möglichkeit, sich in Ruhe über die Ursachen einer Pilzerkrankung und deren Therapie zu informieren. Außerdem erfährt der Leser, welche Pilze krank machen, wie sich die Symptome einer Pilzerkrankung äußern können und welche Untersuchungen der Arzt vornimmt, um eine Diagnose stellen zu können. Auch mögliche Ursachen für immer wiederkehrende Pilzinfektionen werden hier dargestellt. Die Kapitel sind so aufbereitet, daß sie, auch wenn nur einzelne Abschnitte gelesen werden, verständlich bleiben. An dieser Stelle noch ein ernstgemeinter Rat an alle Leser: Dieses Buch soll Sie informieren, kann aber keinesfalls einen Besuch beim Arzt ersetzen. Nur dieser kann letztlich feststellen, ob es sich bei den vorliegenden Symptomen um eine Pilzerkrankung handelt.

Pilze – nützlich oder schädlich?

Auch wenn in diesem Buch generell über von Pilzen verursachte Erkrankungen gesprochen wird, sollte erwähnt werden, daß es neben den vielen krankheitserregenden (pathogenen) auch eine ganze Reihe von nützlichen Mikropilzen gibt, die in verschiedenen Bereichen der Industrie eingesetzt werden. So finden einige Arten zum Beispiel Verwendung in der Lebensmittelindustrie, wo man mit ihrer Hilfe unter anderem Käse, Brot, Wein und Bier sowie Enzyme oder Citronensäure herstellt. Enzyme sind Biokatalysatoren, die bestimmte chemische Abläufe beschleunigen und steuern, ohne sich selbst dabei zu verbrauchen. Sie spielen außer in der Lebensmittelproduktion vor allem auch im menschlichen Körper eine Rolle, wo sie natürlicherweise vorkommen und die verschiedensten Stoffwechselvorgänge katalysieren. Citronensäure ist ebenfalls ein Stoff, der in der Natur vorkommt, und zwar in Früchten. Aufgrund der großen Mengen, die die Getränke- und Konservenindustrie davon als Zusatzstoff (Säuerungsmittel/Säureregulator) benötigt, muß Citronensäure ebenfalls „künstlich“ von Pilzen erzeugt werden.

Für den Einsatz von Pilzen in der Lebensmittelindustrie sind natürlich nur solche Pilzarten geeignet, die selbst nicht giftig sind und auch keine giftigen Stoffwechselprodukte erzeugen. Ein weiterer ebenso wichtiger Bereich, in dem Mikropilze nutzbringend eingesetzt werden, ist die Pharmaindustrie. Dort erzeugt zum Beispiel der Schimmelpilz Penicillium notatum ein Stoffwechselprodukt, das unter dem Namen Penicillin bekannt ist und seit seiner Entdekkung als Antibiotikum schon viele Menschenleben gerettet hat. Zu guter Letzt dürfen in der Aufzählung auch die allseits bekannten großen Pilze (Makropilze) nicht fehlen. Hier gibt es zahlreiche ungenießbare und giftige Exemplare, aber auf der anderen Seite auch solche, die sich hervorragend als Speisepilze eignen. Die bekanntesten Arten sind Champignons, Steinpilze und Pfifferlinge.

An dieser kurzen Darstellung wird bereits deutlich, wie groß der Artenreichtum ist und wie unterschiedlich die Wirkungsweise von Mikro- bzw. Makropilzen sein kann. Ärzte, die in der Praxis täglich mit Pilzerkrankungen zu tun haben, müssen daher ein umfangreiches Fachwissen haben. Wer darüber verfügt und wer nicht ist für Patienten leider nicht ohne weiteres erkennbar. Es läßt sich aber ohne Mühe feststellen, wie intensiv sich der Arzt den Problemen seiner Patienten widmet. Nimmt er die Beschwerden sowie eventuelle Ängste ernst? Hat er Zeit, Fragen zu beantworten? Oder will er die Patienten möglichst schnell wieder loswerden? Wer letzteres erlebt, sollte sich, ohne ein schlechtes Gewissen zu haben, einen anderen Arzt suchen.

Was sind Pilze überhaupt?

Grob betrachtet zählen Pilze zwar zu den Pflanzen, sie unterscheiden sich aber dennoch in vielen Punkten gänzlich von ihren grünen Verwandten, so daß sie im Prinzip eine eigene Lebensform darstellen. Als äußerlich sichtbares Merkmal besitzen Makropilze im Gegensatz zu den Pflanzen weder einen Stengel noch Wurzeln oder Blätter. Vielmehr bilden sie ein dem Stengel ähnliches Etwas mit Hut, den sogenannten Fruchtkörper. Was die Mikropilze betrifft, so bilden die meisten Arten keine Fruchtkörper, weshalb wir diese Pilze im allgemeinen mit bloßem Auge nicht erkennen können. Ein weiteres Merkmal, das Pilze und Pflanzen unterscheidet, ist die Ernährungsweise. Alle Pilze benötigen als Nährsubstrat organisch gebundenen Kohlenstoff, den einige Arten beispielsweise aus umgestürzten Bäumen, abgestorbenen Pflanzen, dem Erdreich oder von Tierkadavern gewinnen. Diese sogenannten Saprophyten sind zum Teil durchaus nützlich, weil sie organischen „Abfall“ zersetzen können und auf diese Weise zum ökologischen Gleichgewicht beitragen. Wenn sie jedoch Lebensmittel, Kleidungsstücke oder Tapeten befallen, ist das nicht nur ärgerlich, sondern zudem für den Menschen eine Quelle möglicher Erkrankungen. So kann es nach dem Verzehr von verschimmelten Nahrungsmitteln zu Vergiftungen kommen, oder es treten, ausgelöst durch Pilzsporen in der Luft, allergische Reaktionen auf. Eine Gesundheitsgefahr sind aber auch Mikropilze, die sich auf lebenden Organismen niederlassen und sich auf Kosten von Mensch oder Tier (Wirtsorganismen) ernähren. Weil diese parasitär lebenden Mikropilze den Wirtsorganismus krank machen bzw. schädigen können, sollte stets versucht werden, einer Pilzinfektion vorzubeugen. Da jedoch krankheitserregende Pilze bzw. Pilzsporen in der Umwelt weitverbreitet sind, ist ein absoluter Schutz vor Infektion nicht möglich.

Wie unterscheiden sich Mikropilze von Bakterien und Viren?

Pilze, Bakterien und Viren unterscheiden sich durch Größe, Aussehen, Beweglichkeit, Fortpflanzung sowie durch Ernährungs- und Wirkungsweise. Von diesen Faktoren hängt es unter anderem ab, wann eine Krankheit ausbricht bzw. ob sie überhaupt ausbricht, wie sie verläuft und welche Medikamente wirksam sind. (Anm.: Wenn im folgenden von Pilzen gesprochen wird, sind damit die Mikropilze gemeint.)

Pilze

Pilze und Bakterien sind einzellige Mikroorganismen. Die unbeweglichen Pilzzellen sind mit einem Zellkern ausgestattet, in dem das genetische Material (Erbsubstanz) enthalten ist. Der Zellkern liegt eingebettet im sogenannten Zytoplasma (Zellflüssigkeit), das von einer Membran und anschließend von einer starren Zellwand umschlossen wird. Pilze ernähren sich entweder von abgestorbenen oder von lebenden organischen Substanzen. Nur wenige können beim gesunden Menschen eine Infektionserkrankung verursachen. Das sind die sogenannten obligat pathogenen Pilzarten. Viel häufiger kommen dagegen Erkrankungen durch fakultativ pathogene Pilze vor. Sie befinden sich nahezu überall und sind bei sehr vielen Menschen bereits vor der Erkrankung im oder auf dem Körper nachweisbar, ohne daß es jedoch zu einem Krankheitsausbruch kommt. Erst wenn das körpereigene Immunsystem durch bestimmte Einflüsse geschwächt wird, können sich die Erreger vermehren und den Betroffenen krank machen. Für die Bekämpfung von Pilzerkrankungen stehen speziell wirksame Medikamente, sogenannte Antimykotika, zur Verfügung, die die Pilzzellen schädigen oder abtöten.

Mit Pilzen kann sich im Grunde jeder infizieren, allerdings wird nicht jeder Infizierte auch automatisch krank! Die Übertragung einer Pilzinfektion ist längst nicht so einfach wie eine Infektion mit Bakterien oder Viren. Eine vorbeugende Pilzbekämpfung ist nur bei Risikopatienten sinnvoll. Gegen Pilze entwickelt der Körper keine Immunität. Wer also einmal pilzkrank war, kann jederzeit wieder krank werden. Voraussetzung ist, daß die Schmarotzer eine günstige Gelegenheit finden, um sich wieder anzusiedeln bzw. zu vermehren. Auch gegen die von Makro- und Mikropilzen gebildeten Gifte gibt es keine Möglichkeit der Immunisierung. Wer zuviel davon aufnimmt, wird zwangsläufig erkranken. Die Gifte lassen sich auch nicht durch küchentechnische Maßnahmen (tiefgefrieren, kochen, backen usw.) unschädlich machen. Pilze beziehungsweise deren Sporen können außerdem allein durch bloßen Kontakt mit Haut oder Schleimhäuten bei empfindlichen Menschen Allergien auslösen.

Bakterien

Im Gegensatz zu den Pilzen fehlt den etwa zehnfach kleineren Bakterien der typische Zellkern. Das genetische Material liegt also frei im Zytoplasma und wird ebenfalls von einer Membran sowie einer meist starren Zellwand umschlossen. Die krankheitserregenden Bakterien – sowie auch einige harmlose Arten – müssen wie Pilze den für sie lebensnotwendigen Kohlenstoff aus organischem Material gewinnen. Durch Kälte (Kühlschrank bzw. Tiefkühltruhe) lassen sich die meisten gesundheitsschädlichen Bakterien, von denen sich einige auch auf Lebensmitteln befinden können, nicht zerstören. Zu den Bakterien, die in der Küche am häufigsten Erkrankungen verursachen, zählen Salmonellen. Ist ein Lebensmittel damit kontaminiert, werden die Salmonellen durch Einfrieren nur an der Vermehrung gehindert, aber nicht abgetötet. Sobald das betroffene Lebensmittel dann aufgetaut wird, erwachen sie aus dem „Winterschlaf" und können sich bei Zimmertemperatur mit rasender Geschwindigkeit vermehren, so daß das Lebensmittel innerhalb weniger Stunden bereits verdorben ist.

Die meisten bakteriellen Infektionserreger des Menschen können in einem Temperaturbereich zwischen zwei und 50 Grad Celsius wachsen, am besten vermehren sie sich bei Temperaturen zwischen 18 und 40 Grad Celsius in pH-neutralen Medien. Einige Arten können aber auch in einem leicht sauren oder basischen Nährmedium überleben. Hitze zerstört die meisten Bakterienarten. Um also beispielsweise eine Salmonelleninfektion zu vermeiden, müssen besonders eiweißreiche Produkte, wie Fleisch, Geflügel und Eier, über 80 Grad Celsius durcherhitzt werden. Aufwärmen genügt meist nicht. Es gibt allerdings Bakterienarten, denen selbst höhere Temperaturen nichts anhaben können.

Bakterielle Infektionen sind häufig die Folge von mangelnder Hygiene, wobei wiederum immungeschwächte

Menschen besonders leicht erkranken. Treffen kann es allerdings auch gesunde Menschen, denn viele Bakterien bilden starke Toxine, die im Körper zu Vergiftungserscheinungen führen können. Mit entsprechender Vorbeugung, dazu gehören in erster Linie hygienische Maßnahmen sowie die Stärkung des Immunsystems, lassen sich viele bakteriellen Erkrankungen allerdings vermeiden. Gegen manche Bakterien – wie die Erreger von Keuchhusten, Diphtherie und Tetanus (Wundstarrkrampf) – ist eine Immunisierung durch Schutzimpfung möglich. In der Regel werden bakterielle Erkrankungen mit einem antibakteriell wirksamen Antibiotikum bekämpft, auf das der jeweilige Erreger empfindlich reagiert.

Antibiotika stören den Stoffwechsel bzw. den Zellwandaufbau eines Bakteriums und hemmen so dessen Vermehrung. Bei Vergiftungen durch Bakterientoxine sind zusätzlich sogenannte Antitoxine notwendig, die das Gift im Körper unwirksam machen.

Viren

Viren sind Kleinstlebewesen, noch kleiner als Bakterien, und besitzen keinen Zellkern. Sie bestehen lediglich aus Knäueln genetischen Materials, das von Eiweißhüllen umgeben ist. Im Gegensatz zu Pilzen oder Bakterien haben Viren keinen eigenen Stoffwechsel und können sich deshalb nur in den Zellen eines lebenden Wirtes (Mensch oder Tier) vermehren. Außerhalb der Wirtszelle sind Viren nicht aktiv. Übertragen werden Viren meist durch Tröpfchen-, Schmier- oder Kontaktinfektion, zum Teil auch durch kontaminierte Nahrung.

Sind Viren in den menschlichen Organismus eingedrungen, bewirken sie in den betroffenen Zellen eine Umstellung des Stoffwechsels, so daß nur noch virusspezifisches Material hergestellt wird. Die Schwere einer Viruserkrankung ist dabei nicht von der aufgenommenen Erregermenge, sondern vom Virustyp abhängig. Beste Prophylaxe gegen viele Virusinfektionen ist die Immunisierung durch Impfung, z.B. Mumps-, Röteln-, Masern-, Poliomyelitis- (Kinderlähmung) und Hepatitis-Virus Typ A und B. Auch eine bereits überstandene Virusinfektion bewirkt oft eine Immunisierung, die je nach Erreger unterschiedlich lang andauern kann. Bei Grippe- oder Schnupfenviren hält der Schutz nur Monate bzw. Wochen an, nach anderen Virusinfektionen kann dagegen eine lebenslange Immunität bestehen (z.B. Röteln). Gegen Warzen- oder Herpesviren entwickelt der Körper keine Immunität. Herpesviren können lange Zeit, ohne daß Symptome auftreten, im Körper schlummern, um dann unter Belastungssituationen immer wieder Krankheitsschübe zu verursachen.

Außerhalb des Körpers befindliche Viren können durch Hitze vernichtet werden. Weiterhin können auch chemische Stoffe wie Äther, Chloroform, Formaldehyd, Halogene oder Laugen sowie ultraviolettes Licht und ionisierende Strahlen zur Inaktivierung von Viren eingesetzt werden. Zur Behandlung von Viruserkrankungen stehen sogenannte Virostatika zur Verfügung. Sie hemmen die Virusvermehrung in den befallenen Zellen, indem sie in den Zellstoffwechsel eingreifen. Aufgrund der immunschwächenden Nebenwirkungen und auch weil die existierende Virenvielfalt so groß ist, beschränkt sich die Anwendung von Virostatika allerdings bislang nur auf wenige, ausgewählte Virusgruppen. In einigen Fällen wurde bereits beobachtet, daß Viren Resistenzen gegen Virostatika entwickelt haben. Antibakteriell wirksame Antibiotika sind nicht gegen Viren wirksam. Sie können aber unter Umständen als Zusatztherapie eine mögliche Zweitinfektion durch Bakterien verhindern.

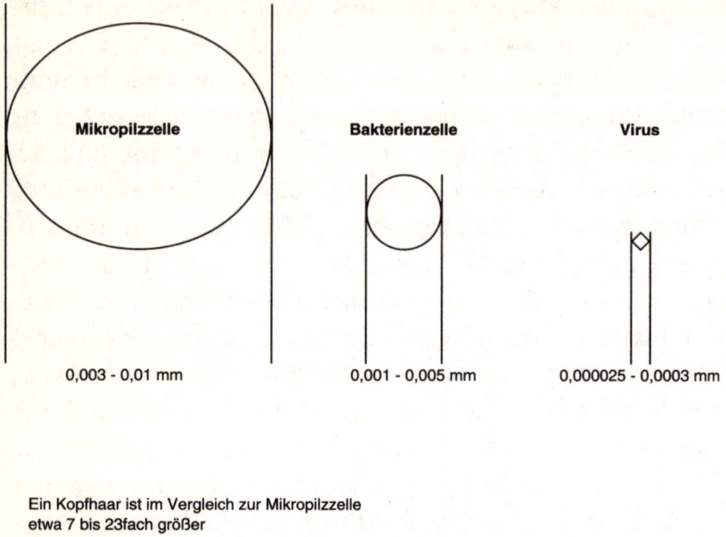

Größenvergleich: Mikropilzzelle, Bakterienzelle und Virus

Pilze, die in der Medizin eine Rolle spielen

Bislang sind von insgesamt mehr als 100.000 (!) existierenden Pilzarten (Fungi) etwa 100 Arten als Erreger von Krankheiten des Menschen bekannt. In der medizinischen Praxis hat sich die Einteilung nach dem sogenannten DHS-System bewährt, wobei D für Dermatophyten oder Hautpilze, H für Hefen und S für Schimmelpilze steht. Die einzelnen Pilzarten unterscheiden sich sowohl durch ihre äußere Form als auch durch ihre speziellen Vorlieben. Die Einteilung nach Dermatophyten, Hefen oder Schimmelpilzen sowie ihre weitere Spezifizierung in die verschiedenen Pilzarten erfolgt aufgrund des mikroskopischen und kulturellen Nachweises (siehe auch: „Wie stellt der Arzt eine Pilzinfektion fest?“, Seite 58).

Schimmelpilze und Dermatophyten bilden meist sogenannte Hyphen (Fäden), die sich mit der Zeit zu einem Myzel – einem Geflecht aus vielen Fäden – ausweiten. Auf schimmelpilzbefallenen Lebensmitteln ist das Myzel häufig gut sichtbar. Hefen bilden dagegen im allgemeinen keine Fäden, sondern runde oder ovale Sproßzellen, die sich zu einer teilweise verzweigten Kette aneinanderreihen. Da allerdings auf beiden Seiten auch Ausnahmen vorkommen, kann es bei der mikroskopischen Untersuchung zu Verwechslungen kommen. So verändert beispielsweise Candida albicans im Darm sein Aussehen. Auf der Suche nach Nahrung kann er durch die Darmwand wachsen, wobei sich die Sproßzellketten strecken und wie ein Myzel aussehen (Pseudomyzel).

Neben den drei bereits genannten Gruppen existieren auch sogenannte dimorphe Pilze. Sie können in Abhängigkeit von den herrschenden Lebensbedingungen wie Hefen als Sproßpilze oder wie Schimmelpilze und Dermatophyten als Hyphenpilze leben. Erkrankungen durch dimorphe Pilze sind hauptsächlich in tropischen und subtropischen Gebieten verbreitet. Aufgrund des heutzutage regen Reiseverkehrs in diese Länder ist jedoch ein Vorkommen dieser Pilzerkrankungen auch bei uns in Mitteleuropa nicht ausgeschlossen.

Dermatophyten

Dermatophyten bilden spezielle Enzyme, mit deren Hilfe sie Hornsubstanzen (Keratin) wie Hornhaut, Haare oder Nägel auflösen. Anschließend können sie dort eindringen und sich vermehren. Diese Pilze lassen sich drei verschiedenen Gattungen zuordnen, wobei Microsporum- und Trichophyton-Arten sich bevorzugt auf der Haut und in den Haaren ansiedeln. Letztere sind außerdem auch auf Nägeln zu finden. Die dritte Gruppe, dazu zählen die Epidermophyton-Arten, sind dagegen nur auf Haut und Nägeln zu finden. Die von den Pilzen abgegebenen Stoffwechselprodukte alarmieren als Fremdsubstanz (Antigen) die körpereigene Immunabwehr. Es kommt dadurch beim Menschen zur Immunreaktion, die als Krankheitssymptom wahrgenommen wird.

Hefen

Zu den Hefen, die bei uns Erkrankungen auslösen können, zählen unter anderem Candida-, Trichosporon-, Torulopsis- und Cryptococcen-Arten, wobei der Pilz Candida albicans am häufigsten nachgewiesen wird – er ist in etwa 80 Prozent der Fälle Verursacher einer Hefemykose. Candidamykosen führen überwiegend auf Schleimhäuten zu Krankheitssymptomen – dazu zählen Mund, Nasen-Rachen-Raum, Darm und Geschlechtsteile. Candidapilze sind aber auch Verursacher von Haut- oder Organmykosen. Hefen besitzen die Fähigkeit zur Tarnung, so daß sie von der Immunabwehr nicht als Eindringling wahrgenommen und bekämpft werden.

Cryptococcen gelangen über die Atemwege (Respirationstrakt) in die Lunge, wo es zur sogenannten Lungen-Cryptococcose kommen kann. Von dort aus kann sich dann der Pilz auf dem Blutwege weiterverteilen und eine Gehirnhautentzündung (Meningitis) verursachen, die unbehandelt tödlich verläuft. Träger von Cryptococcen sind vor allem Vögel (Tauben). Sie können die Erreger auf den Menschen übertragen.

Schimmelpilze

Zu den Schimmelpilzen zählen Aspergillus-, Mucor-, Absidia- und Rhizopus-Arten. Aspergillen verursachen sehr häufig Lungenerkrankungen, sie können aber auch Ursache einer Organmykose sowie einer Entzündung des äußeren Gehörganges sein. Schimmelpilze sind außerdem schuld, wenn Lebensmittel verderben. Besonders oft ist der Schimmelpilz Aspergillus flavus bei verschimmelten Nahrungsmitteln im Spiel. Sein Gift, ein Aflatoxin, zählt zu den am stärksten krebserregenden Stoffen. Mucor-, Absidia- und Rhizopus-Arten verursachen Mucormykosen, eine beim Menschen meist akut verlaufende Systemmykose. Die Erreger gelangen hierbei in die Blutgefäße und können Thrombosen sowie Gefäßverschlüsse und Infarkte verursachen.

Dimorphe Pilze

Histoplasma, Coccidioides, Paracoccidioides und Blastomyces zählen zu den dimorphen Pilzen. Bei einer Infektion mit diesen Pilzen kann es zu Erkrankungen der Atmungsorgane, der Haut oder Geschlechtsteile sowie der Organe kommen. Histoplasma und Paracoccidioides können außerdem auch das Lymphsystem befallen.

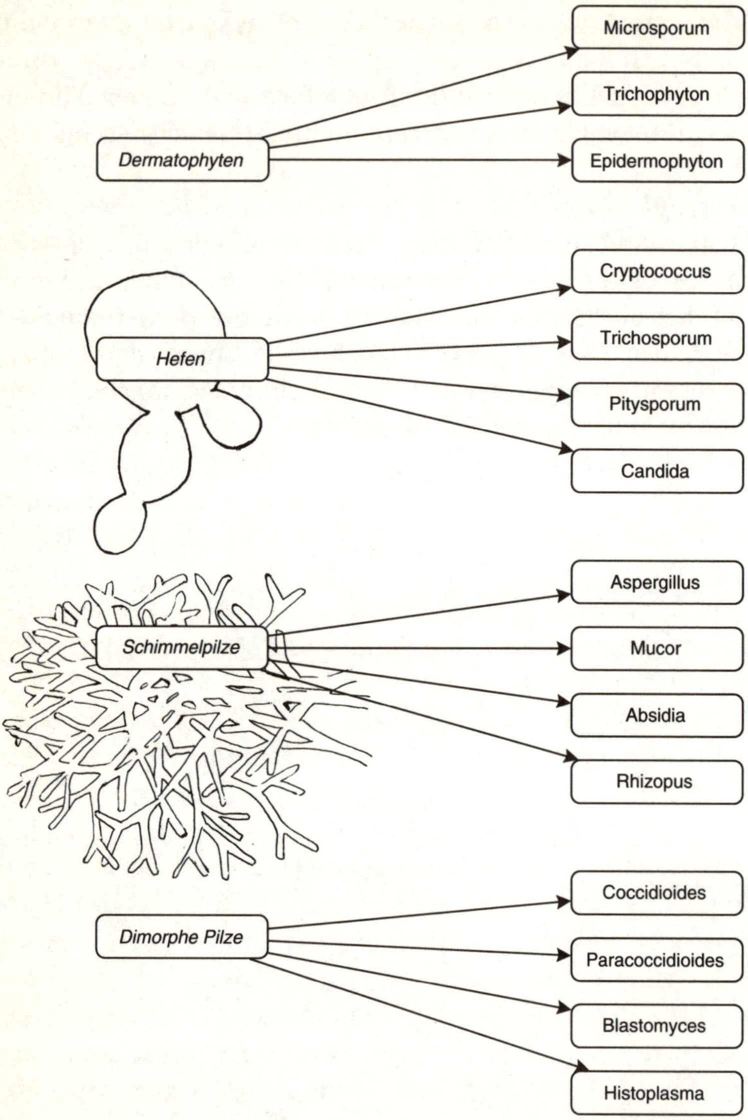

Übersicht der medizinisch wichtigsten Pilzgattungen und ihre Einteilung nach dem DHS-System

Pilze, die krank machen

Kommt es aufgrund von Mikropilzbefall zu einer Infektionserkrankung, der Arzt spricht dann von einer Mykose, können die Pilze zum Teil großen Schaden anrichten. Sie zerstören Haut, Schleimhäute, Nägel oder Haare und rufen unter anderem Entzündungsreaktionen hervor. Manche Pilze können außerdem auch innere Organe befallen. Wichtig ist deshalb, gleich zu Beginn der Erkrankung einen Arzt aufzusuchen, denn je eher die Behandlung einsetzt, desto weniger Schaden können die Pilze anrichten. Bei stark geschwächten Menschen, dazu gehören unter anderem Patienten auf Intensivstationen oder Menschen mit der Immunschwächekrankheit AIDS, wird häufig vorbeugend gegen Pilzbefall behandelt, da eine Infektion hier den Tod bedeuten könnte.

Im Gegensatz zu den Mykosen entstehen Mykoallergosen bereits durch Kontakt mit Mikropilzen oder deren Sporen. Befinden sich diese in der Nahrung oder in der Luft oder gelangen sie auf die Haut, rufen sie bei entsprechend empfindlichen Personen allergische Reaktionen hervor. Die Symptome sind vielfältig. Sie reichen von quälendem Juckreiz, stark geröteter Haut, Husten, tränenden Augen bis hin zu Niesanfällen. Schlimmstenfalls kann es auch zu einem anaphylaktischen Schock (Kreislaufzusammenbruch) kommen, der unbehandelt tödlich enden kann. Letzteres ist glücklicherweise sehr selten.

Mikropilzarten können sich außerdem auf Lebensmitteln ansiedeln und dort giftige Stoffwechselprodukte ausscheiden. Werden diese kontaminierten Lebensmittel verzehrt, können Menschen ebenfalls erkranken. Der Arzt spricht hierbei von Mykotoxikosen, wobei die krankmachende Wirkung allein auf dem Gift beruht, das mit dem Lebensmittel verzehrt wird. Der Pilz selbst spielt dabei keine Rolle, denn selbst wenn er großzügig beseitigt wird oder bereits abgestorben ist, befindet sich das wirksame Pilzgift noch im Lebensmittel und kann Erkrankungen hervorrufen.

Vergiftungen treten weiterhin auch nach dem Verzehr von giftigen Wildpilzen bzw. Makropilzen auf. In der Pilzkunde wird diese Art der Erkrankung als Myzetismus bezeichnet. Da den Pilzvergiftungen allgemein eine andere Ursache zugrunde liegt und sich Krankheitssymptome sowie Untersuchungsmethoden von Mykosen und Pilzallergien unterscheiden, werden Pilzgifte bzw. Vergiftungen gesondert behandelt.

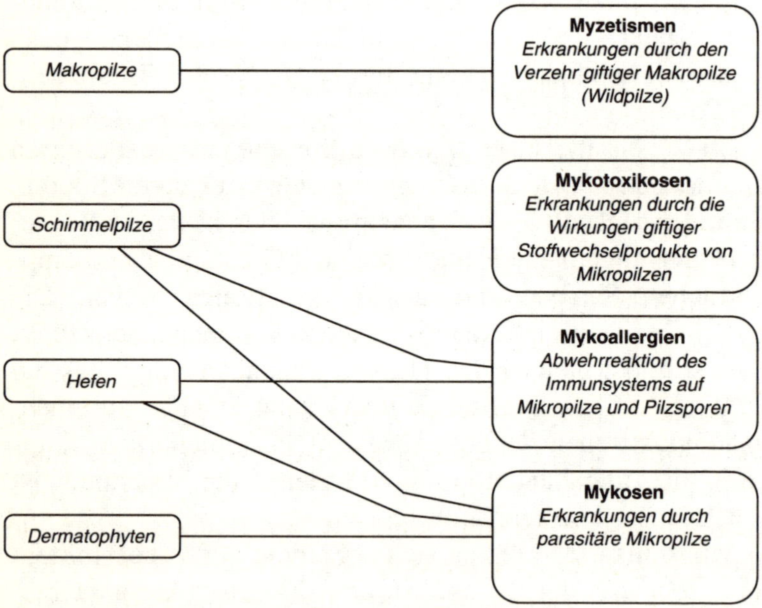

Übersicht der verschiedenen Pilzerkrankungen und Zuordnung der jeweiligen Verursacher

Pilze als Giftproduzenten

Nach dem Verzehr giftiger Makropilze treten je nach Pilzart unterschiedlich schwere Vergiftungssymptome auf, die sich bereits kurze Zeit nach der Mahlzeit oder auch erst nach mehreren Stunden einstellen können. Vergiftungen dieser Art wären vermeidbar, wenn jeder Pilzliebhaber nur Pilzarten sammeln würde, die ihm 100prozentig bekannt sind. Gibt es Zweifel, ob es sich um ein giftiges oder eßbares Exemplar handelt, sollte der betreffende Pilz lieber nicht eingesammelt werden. Es kann natürlich auch ein Pilzexperte zu Rate gezogen werden.

Aber auch bei den eßbaren Speisepilzen kann es Probleme geben. Werden sie nämlich falsch zubereitet oder zu lange gelagert, können sich ebenfalls gesundheitsschädliche Stoffe entwickeln. Pilze sollten weder im Plastikbeutel gesammelt noch aufbewahrt werden. Geeignet ist ein Korb, in dem sie Luft bekommen und nicht gedrückt werden. Da das Pilzeiweiß sehr empfindlich ist und die Pilze zudem sehr viel Wasser enthalten, verderben sie bei Zimmertemperatur bereits innerhalb weniger Stunden. Daher sollten Wildpilze direkt nach dem Sammeln geputzt und zubereitet werden. Reste von Wildpilzgerichten sollte man nicht aufbewahren bzw. ein zweites Mal aufwärmen, da von vielen Arten die Inhaltsstoffe noch nicht erforscht sind und sich unter Umständen gesundheitsschädliche Abbauprodukte bilden können. Wenn Sie dagegen Zuchtpilze ein zweites Mal erhitzen, ist das in der Regel nicht problematisch, vorausgesetzt die Reste werden gleich nach der Zubereitung abgedeckt und in den Kühlschrank gestellt. Zuchtpilze können ein bis zwei Tage in der Obstschale des Kühlschrankes aufbewahrt werden.

Eßbare Pilze – zum Beispiel Tintlinge – können übrigens auch in Verbindung mit Alkohol- bzw. Kaffee- oder Teegenuß Vergiftungserscheinungen hervorrufen. Es kommt dann, wie nach dem Genuß von Giftpilzen, zu Schwindelgefühl, Schweißausbrüchen, Kopfschmerzen, Pulsanstieg, Herzrasen und Kollaps.

Von den Makropilzen nun zu den Mikropilzen. Auch hier sind, wie bereits oben erwähnt, einige Arten in der Lage, giftige Stoffwechselprodukte zu erzeugen. Ihre Gifte gelangen nicht nur durch kontaminierte Nahrung, sondern auch durch Einatmen von Sporen bzw. Hautkontakt in den Körper. Mikropilze bzw. deren Gifte können möglicherweise bereits vor der industriellen Verarbeitung im Rohstoff stecken. Während die Pilze bei der Verarbeitung im allgemeinen absterben, bleiben die Gifte wirksam, so daß auch das Endprodukt kontaminiert ist.

Rohstoffe, die vor der Verarbeitung nicht kontaminiert sind, können natürlich auch noch als fertiges Produkt von Mikropilzen besiedelt werden. Geschieht das bereits vor dem Abpacken, erreicht das Lebensmittel den Verbraucher meist in einem sichtbar verdorbenen Zustand. Häufig kommt es jedoch vor, daß Lebensmittel durch unsachgemäße bzw. zu lange Lagerung erst beim Verbraucher verderben. Ursächlich sind dabei wildwachsende Schimmelpilze, die sich auf Lebensmitteln ansiedeln. Hier hilft dann kein großzügiges Abkratzen oder Ausschneiden mehr, in der Hoffnung, noch etwas zu retten. Verschimmelte Lebensmittel sollten grundsätzlich vernichtet werden, denn das sichtbare Pilzmyzel läßt sich zwar beseitigen, nicht jedoch das unsichtbare Pilzgift. Es verteilt sich im gesamten Lebensmittel und übersteht im allgemeinen auch Kochen, Braten oder Backen unbeschadet. Um zu verhindern, daß die Sporen umherfliegen und dadurch andere Lebensmittel kontaminieren, sollte das verschimmelte Produkt zuvor in einen Plastikbeutel eingewickelt werden. Lebensmittel, die mit speziellen Schimmelpilzarten hergestellt werden, wie Edelschimmelkäse, sind nicht gesundheitsschädlich, da diese Pilze keine Gifte produzieren.

Von den über 100 bekannten toxinbildenden (gifterzeugenden) Schimmelpilzarten seien hier nur einige wichtige genannt:

- *Aflatoxine* gehören zu einer Gruppe von Pilzgiften, die zuerst entdeckt wurden. Es handelt sich dabei um starke Lebergifte, die zudem krebserregend wirken. 1960 kam es in England durch die Verfütterung von aflatoxinhaltigem Futter zu einem Massensterben von Geflügel. Vorzugsweise befinden sich Aflatoxine auf Erdnüssen, in Erdnußprodukten sowie auf Ölsamen. Gefährdet sind außerdem Kokosraspel und -flocken, Getreide bzw. Erzeugnisse aus Getreide, Milch und Milchprodukte, Marzipan, Eiprodukte, Gewürze, Trokkenobst und Fleischerzeugnisse. Im Rahmen der Aflatoxinverordnung sind jedoch nur bestimmte Aflatoxingehalte in Lebensmitteln zulässig. Werden die Grenzwerte bei der Untersuchung des Lebensmittels überschritten, ist es nicht verkehrsfähig, darf also nicht verkauft werden.
- *Sterigmatocystin* ist mit den Aflatoxinen verwandt und wird besonders auf Mais und anderen Getreidesorten zusammen mit Aflatoxinen gefunden. Im Tierversuch lassen sich damit Hauttumore und Leberkrebs verursachen.
- Das Gift *Patulin* kann sich in Getreide und zum Teil in hohen Mengen auch in Apfelsaft befinden, wenn bei der Herstellung angefaulte Äpfel mitverwendet wurden. Im Tierversuch wirkt Patulin leberschädigend und erzeugt Sarkome (bösartige Gewebetumore).
- *Ochratoxin A* bildet der Mikropilz Aspergillus ochraceus auf feuchtem Getreide. Es wird für Nierenerkrankungen, die in den Balkanstaaten weit verbreitet sind, sowie für Lungenerkrankungen von Siloarbeitern und Farmern verantwortlich gemacht.
- *Mutterkornalkaloide* werden auf Getreide gebildet. Der Pilz, das Mutterkorn, ist im nicht verarbeiteten Ge-

treide gut erkennbar, da die Körner schwarz und wesentlich größer sind. Vor allem in ungereinigtem Getreide kann Mutterkorn vorkommen. Werden die befallenen Körner aussortiert, kann das restliche Getreide problemlos weiterverarbeitet werden.
- *Zearalenon* ist ebenfalls ein Gift, das auf verschimmeltem Getreide zu finden ist.

Voraussetzungen einer Pilzinfektion

Wer sich mit einem Mikropilz infiziert oder bereits infiziert ist, muß nicht zwangsläufig krank werden. Die meisten krankheitserregenden Mikropilze können erst dann ihre Wirkung auf Haut, Schleimhäuten und Nägeln sowie im Darm oder auch in anderen Organen entfalten, wenn das Immunsystem geschwächt ist und Haut sowie Schleimhäute vorgeschädigt sind. Oft sind es mehrere Faktoren gleichzeitig, die das Immunsystem schwächen und den Pilzen eine Grundlage bieten, um sich festzusetzen und zu vermehren. Dazu gehören zum Beispiel anhaltender, negativer Streß, Vitamin- und Mineralstoffmangel durch falsche Ernährung, Belastung durch Umweltgifte sowie maßloser Alkohol- und Zigarettenkonsum. Damit aber nicht genug: Übertriebene oder auch mangelhafte Hygiene, zu enge Kleidung aus Kunstfaser oder ständiger Hautkontakt mit Chemikalien sorgen dafür, daß die Haut und Schleimhäute geschädigt werden und die Erreger leichter Fuß fassen können.

Frauen, die regelmäßig orale Kontrazeptiva („Anti-Baby-Pille“) einnehmen, haben ein höheres Risiko, an einer Pilzinfektion zu erkranken. Durch die Hormoneinnahme kann sich das Scheidenmilieu verändern und in der Scheidenschleimhaut der Glykogengehalt (Zucker) ansteigen. Da der Hormonspiegel auch in der Schwangerschaft verändert ist, finden die Pilze hier ebenfalls gute Voraussetzungen, um sich zu vermehren. Auch ein schlecht eingestellter Diabetes mellitus, bei dem die Betroffenen unter einem zu hohen Blutzuckerspiegel leiden, bietet gute Lebensbedingungen beziehungsweise ausreichend Nahrung für Pilze, inbesondere für Hefen. Wer unter ständig wiederkehrenden Pilzinfektionen leidet, sollte einmal seinen Blutzuckerspiegel überprüfen lassen. Das gilt besonders für Frauen nach den Wechseljahren.

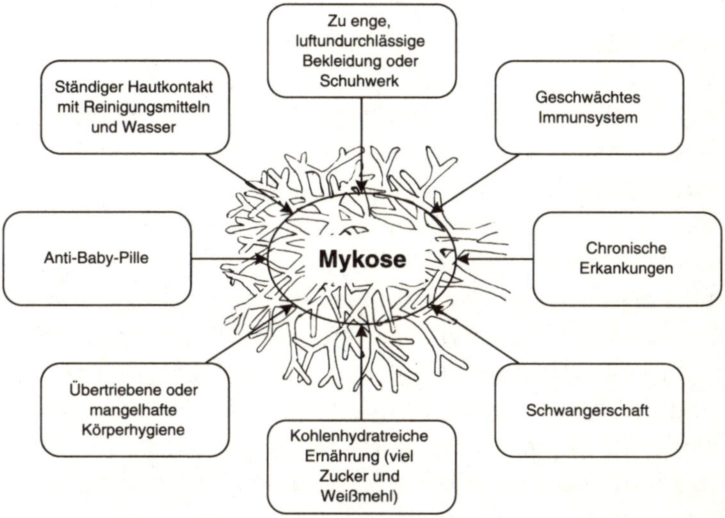

Faktoren, die eine Pilzerkrankung begünstigen

Gefährdet sind außerdem bestimmte Personengruppen, bei denen das Immunsystem noch nicht voll ausgebildet bzw. geschwächt ist. Dazu zählen Säuglinge und Senioren sowie Menschen, deren Haut durch Ekzeme oder Neurodermitis vorgeschädigt ist. Auch verschiedene Erkrankungen, wie AIDS und Krebs, sowie Operationen, die Einnahme von Antibiotika, Zytostatika, Corticoiden, Immunsuppressiva oder radioaktive Bestrahlung tragen zur Schwächung der körpereigenen Abwehr bei.

Antibakteriell wirksame Antibiotika

Viele Antibiotika werden aus den Stoffwechselprodukten von bestimmten Pilzarten gewonnen. Das bekannteste Antibiotikum Penicillin wird beispielsweise vom Schimmelpilz Penicillium notatum hergestellt. Es gibt Antibiotika, die die Vermehrung der Bakterien hemmen – bakteriostatisch wirksame Antibiotika, zum Beispiel Tetrazykline und Sulfonamide –, und solche, die die Erreger abtöten – bakterizid wirksame Antibiotika, zum Beispiel Penicilline und Cephalosporine. Je nachdem, ob mehrere Bakterienarten an der Erkrankung beteiligt sind oder nur ein spezifischer Erreger, wird ein Breit- oder Schmalspektrum-Antibiotikum verordnet. Da Antibiotika nicht nur Krankheitserreger, sondern auch nützliche Bakterien im Mund-, Darm- und Genitalbereich vernichten, können sich sehr leicht krank machende Mikropilze ansiedeln und vermehren. Die natürliche Bakterienflora auf den Schleimhäuten ist nämlich ein wichtiger Schutz vor Krankheitserregern. Wichtig ist, daß antibakteriell wirksame Antibiotika nur wohlüberlegt nach sorgfältiger Untersuchung eingesetzt werden, zum Beispiel bei schweren Erkrankungen, wie Blasen-, Lungen-, Mittelohr- oder Mandelentzündung, sowie schwerer bakteriell verursachter Bronchitis. Bei einem virusbedingten grippalen Infekt können sie nämlich nichts ausrichten. Die Medikamente sollten möglichst immer erregerspezifisch eingesetzt werden, um Resistenzentwicklungen zu vermeiden. Das heißt: Kein Breitbandantibiotikum verwenden, wo es nicht wirklich notwendig ist.

Corticoide als Entzündungshemmer

Bei dieser Stoffgruppe handelt es sich um synthetisch hergestellte Hormonpräparate, die dem in der Nebenniere des Menschen produzierten Cortisol ähnlich sind.

In der medizinischen Praxis werden diese Hormone eingesetzt, um Entzündungsreaktionen zu hemmen, wie zum Beispiel bei allergischen und rheumatischen Erkrankungen, bei Psoriasis („Schuppenflechte“) oder Colitis ulcerosa (Dickdarmentzündung mit Eiterung und Geschwürbildung). Aufgrund der zum Teil starken Nebenwirkungen bei unsachgemäßer beziehungsweise überdosierter innerer oder äußerer Anwendung sind Corticoide in der Vergangenheit immer wieder in der Presse angeprangert worden. So können beispielsweise punktförmige Kapillarblutungen (Petechien), flächenhafte Blutergüsse (Ekchymose), Akne, Muskelschwäche, Osteoporose aufgrund von extremen Kalziumverlusten sowie Bluthochdruck oder Ödeme auftreten. Ob ein Medikament wie ein Gift wirkt oder nicht, hängt allerdings immer von der Dosis ab. Denn auch mit einer vermeintlich harmlosen Kochsalzinfusion kann ein Mensch schwer geschädigt oder sogar getötet werden. Bei der Beurteilung eines Medikamentes bzw. einer Medikamentengruppe müssen daher immer Nutzen und Risiko gegeneinander abgewogen werden. Corticoide haben in jedem Fall genauso wie Antibiotika, Zytostatika oder Immunsuppressiva ihre therapeutische Berechtigung, vorausgesetzt, sie werden gewissenhaft angewandt.

Zytostatika gegen Krebs

Eingesetzt werden Zytostatika hauptsächlich zur Behandlung von Tumorpatienten. Sie verhindern beziehungsweise verzögern die Zellteilungsrate, die bei Krebszellen gesteigert ist, indem sie den Stoffwechsel der aktiven Zellen beeinflussen. Allerdings werden dabei nicht nur die kranken, sondern auch die gesunden Zellen angesprochen. Da Zytostatika zudem immunsuppressiv wirken (das heißt, sie unterdrücken bzw. schwächen das Immunsystem), werden sie zum Teil auch bei bestimmten chronischen Erkrankungen sowie nach Organtransplantationen eingesetzt, um zu verhindern, daß das fremde Organ wieder abgestoßen wird. Eine Therapie mit diesen Medikamenten beeinflußt das Allgemeinbefinden der Patienten und kann zum Teil schwere Nebenwirkungen, wie Nieren- und Leberschäden sowie Störungen des Magen-Darmtraktes, nach sich ziehen. Der Einsatz muß daher vom Arzt stets gut überlegt sein.

Immunsuppressiva nach Organtransplantationen
Medikamente aus dieser Gruppe werden speziell nach Organtransplantationen eingesetzt, um eventuelle Abstoßungsreaktionen zu unterbinden. Außerdem werden damit Autoimmunerkrankungen behandelt, um hier gleichfalls das Immunsystem zu schwächen oder auszuschalten. Bei diesen Erkrankungen richtet sich das Immunsystem plötzlich gegen körpereigenes Gewebe bzw. Organe und bekämpft sie. Wird hier nicht rechtzeitig behandelt, können schwere Organschäden die Folge sein.

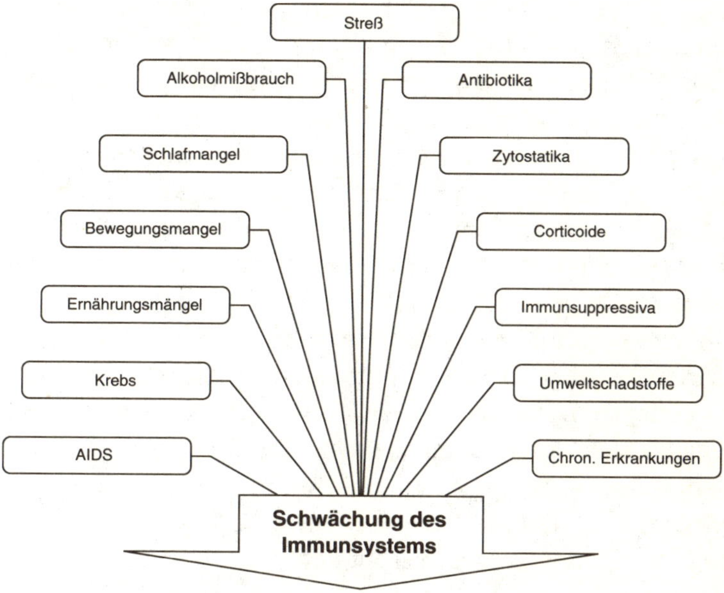

Faktoren, die das Immunsystem schwächen

Wie funktioniert unser Abwehrsystem?

Das Immun- oder Abwehrsystem ist ein sehr komplizierter Funktionsmechanismus, der hier nur grob dargestellt werden kann und auch längst nicht vollständig erforscht ist. Tagtäglich muß uns das Immunsystem gegen unzählige Krankheitserreger schützen. Um in den Körper eindringen zu können, müssen diese sich zuerst durch verschiedene Barrieren hindurchkämpfen. Die Haut stellt hierbei für die Erreger das größte Hindernis dar. Nur wenn sie stark geschädigt oder verletzt ist, können Krankheitserreger in den Körper eindringen. Problematischer sind dagegen alle Körperöffnungen, wie Augen, Mund, Nase und Genitalien. Sie können für die Krankheitskeime optimale Eintrittspforten sein. Allerdings sichert sich der Körper auch hier in der Regel relativ gut ab. Alle Schleimhäute sind nämlich mit einem schützenden Schleim oder Sekret überzogen. In der Nase befinden sich zudem Flimmerhärchen, an denen eindringende Partikel hängenbleiben. Auch die Augen sind durch Tränenflüssigkeit gut geschützt, denn darin ist, wie in fast allen Körperflüssigkeiten, ein bakterientötendes Enzym enthalten. Gröbere Fremdpartikel, die in die Atemwege gelangen, werden durch Husten oder Niesen wieder hinausbefördert.

Wenn es den Krankheitserregern trotz aller Schutzmechanismen gelingt, in den Körper einzudringen, tritt das Immunsystem in Aktion. Alle Menschen besitzen einen sogenannten angeborenen unspezifischen Abwehrmechanismus sowie ein spezifisches Abwehrsystem, das jeder einzelne erst im Laufe seines Lebens erwirbt. Beide Systeme sind eng miteinander verbunden und beeinflussen sich gegenseitig.

Die unspezifische Abwehr

Zu Beginn einer Infektion greift das unspezifische Abwehrsystem ein. Es schickt sofort Phagozyten (Freßzellen) in den Kampf, die die Krankheitserreger aufspüren, umhüllen und in ihrem Inneren auflösen. Sind Viren in die Körperzellen eingedrungen, produzieren die infizierten Zellen Substanzen (Interferone), die eine zweite Abteilung der unspezifischen Abwehr aktivieren und herbeirufen – die natürlichen Killerzellen. Gleichzeitig stärken Interferone die Widerstandskraft noch gesunder Zellen und hemmen die Vermehrung der Viren. Am Infektionsort angekommen, kümmern sich die natürlichen Killerzellen um die Zerstörung der virusinfizierten Zellen. Das Übriggebliebene wird wiederum von den Freßzellen beseitigt. Weitere Helfer, die zum unspezifischen Abwehrsystem gehören, sind lösliche Faktoren. Proteinmoleküle im Blut, die miteinander agieren (Komplementsystem), spielen hierbei eine wichtige Rolle. Das Komplementsystem schädigt die Krankheitserreger, sobald diese von den Immunglobulinen (Antikörper) des spezifischen Abwehrsystems eingefangen worden sind. Es kann Mikroorganismen aber auch direkt zerstören.

Die spezifische Abwehr

Da die unspezifische Abwehr nicht allein mit allen Mikroorganismen fertig wird, gibt es noch die spezifische Abwehr: Sie greift im Gegensatz zur unspezifischen Abwehr jeden Krankheitserreger individuell passend an. Dies setzt jedoch einen Erkennungsmechanismus voraus, der den Erreger identifiziert. Beim ersten Kontakt des Körpers mit einem bis dahin unbekannten Erreger ist die spezifische Abwehr erst nach etwa vier Tagen voll einsatzbereit. In der Zwischenzeit ist das unspezifische Abwehrsystem bereits hochaktiv, denn es reagiert sofort und ohne Unterschied auf alle Krankheitserreger. Gleichzeitig sorgt es dafür, daß das spezifische Abwehrsystem alarmiert wird.

Eine Hauptrolle bei der spezifischen Abwehr spielen spezielle Immunzellen, die Lymphozyten. Sie werden nach ihrer Herkunft in T- und B-Lymphozyten unterteilt. Haben Freßzellen Krankheitserreger verdaut, tragen sie außen auf ihrer Oberfläche die Merkmale des Erregers. Sobald sie mit T-Lymphozyten zusammentreffen, die nach dem Schlüssel-Schloß-Prinzip entgegengesetzt passende Merkmale aufweisen, beginnen sich die T-Lymphozyten zu teilen und zu vermehren. Diese neuen T-Lymphozyten greifen jetzt alle Krankheitserreger gleichen Typs an, vorrangig diejenigen, die bereits in Körperzellen eingedrungen sind. Man spricht bei diesem Vorgang von zellulärer Immunität.

Weitere Zerstörer, die für die spezifische Immunabwehr arbeiten, sind die B-Lymphozyten. Nach Kontakt mit den Krankheitserregern (Antigenen) entwickeln sich die B-Lymphozyten zu Plasmazellen, die wiederum große Mengen von Antikörpern abgeben. Je mehr Antigene im Körper sind, desto mehr Antikörper und Freßzellen werden produziert. Die Aufgabe der Antikörper, von denen verschiedene Klassen bekannt sind, besteht in der Verbindung mit Antigenen, die sich frei im Blut oder zwischen den Zellen bewegen, und anschließender Zerstörung mit Hilfe des Komplementsystems und der Freßzellen (humorale Immunität).

Nach überstandener Krankheit bleiben sogenannte Gedächtniszellen zurück, die dafür sorgen, daß bei der nächsten Infektion mit derselben Erregerart sofort in ausreichender Menge T- und B-Lymphozyten zur Stelle sind, um die Krankheitserreger zu vernichten. Dieser erworbenen Immunität ist es zu verdanken, daß manche Erreger gleich zu Beginn einer Infektion im Keim erstickt werden und Erkrankungen dadurch ein zweites Mal nicht mehr ausbrechen können. Allerdings funktionieren die Gedächtniszellen nicht immer, da manche Krankheitserreger in der Lage sind, ihr Äußeres laufend zu verändern. Derart veränderte Eindringlinge passen dann nicht mehr zu den bereits vorhandenen Gedächtniszellen, so daß das spezifische Abwehrsystem erneut einige Tage braucht, bis es die passenden Antikörper produziert hat. Bis dahin können sich die Erreger unter Umständen zahlreich vermehrt haben, so daß ein Krankheitsausbruch möglicherweise nicht verhindert werden kann.

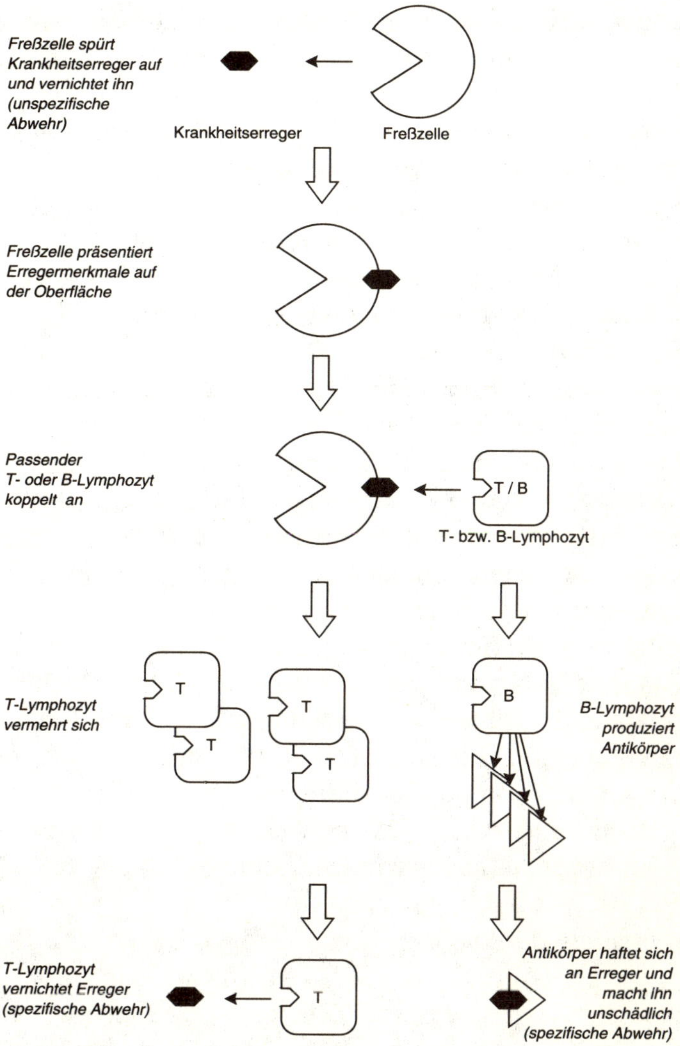

Funktion des Abwehrsystems

Die verschiedenen Antikörper

Die Einteilung der Immunglobuline bzw. Antikörper erfolgt in fünf Klassen. Alle werden mit der Abkürzung Ig bezeichnet – für Immunglobulin – und bekommen zur Unterscheidung jeweils noch einen Buchstaben (A, D, E, G und M) angehängt.

- *Immunglobuline der Klasse A* (IgA) haben eine biologische Halbwertzeit von fünf bis sechs Tagen. Das heißt, nach dieser Zeit ist nur noch die Hälfte der anfänglichen Menge vorhanden. Sie spielen eine wichtige Rolle bei der immunologischen Abwehr von Schleimhautoberflächen und sind daher enthalten im Speichel, in der Tränenflüssigkeit, im Nasensekret, im Magen-Darm-Trakt und in den Harnwegen. IgA können Viren und Gifte neutralisieren und Bakterien verklumpen.
- *Immunglobuline der Klasse D* (IgD) haben eine Halbwertzeit von drei Tagen. Sie sitzen überwiegend auf der Oberfläche von B-Lymphozyten und sind wahrscheinlich nach dem Kontakt mit Antigenen für deren Entwicklung von Bedeutung.
- *Immunglobuline der Klasse E* (IgE) haben eine Halbwertzeit von drei Tagen. Sie sitzen auf der Oberfläche von sogenannten Mastzellen und bewirken dort nach Anbindung von entsprechenden Antigenen die Ausschüttung von hormonähnlichen Wirkstoffen, wie zum Beispiel Histamin. Dadurch kann es zu Überempfindlichkeitsreaktionen vom Soforttyp kommen, auch Allergie vom Typ I genannt.
- *Immunglobuline der Klasse G* (IgG) haben eine Halbwertzeit von 20 bis 23 Tagen. Sie werden meist erst nach einer gewissen Zeit, als sogenannte zweite Immunantwort, ausgeschüttet. IgG sind die einzigen Immunglobuline, die durch die Plazenta der Schwangeren in den Organismus des Fötus gelangen. Auf diese Weise ist das Baby in den ersten Monaten nach der Geburt vor Infektionen teilweise geschützt.

- *Immunglobuline der Klasse M* (IgM) haben eine Halbwertzeit von fünf bis sechs Tagen. Sie werden nach Kontakt mit Antigenen als erstes gebildet. IgM können die Plazenta nicht passieren, deshalb dürfen sie bei gesunden Neugeborenen nicht nachweisbar sein. Ihre Anwesenheit wäre das Zeichen für eine vorliegende Infektion.

Wodurch werden Mikropilze übertragen?

Einige Mikropilze sind in der Lage, selbst gesunde Menschen mit einem starken Abwehrsystem krank zu machen. Überwiegend haben wir es jedoch mit Pilzarten zu tun, die erst dann ihre krankheitserregende Wirkung entfalten, wenn das Immunsystem bereits geschwächt ist, sei es beispielsweise durch andere Erkrankungen oder durch die Einnahme bestimmter Medikamente. Da uns Pilze bzw. Pilzsporen in der Umwelt nahezu überall begegnen, ist eine Infektion auf vielen Wegen möglich. Der Säugling, dessen Abwehrsystem noch nicht vollständig ausgereift ist, infiziert sich bei der Geburt mit Pilzen, wenn der Geburtskanal bzw. die Scheide der Mutter nicht pilzfrei ist. Die Folge ist dann Mundsoor und meist auch Windeldermatitis, da die Pilze geschluckt werden und auf diese Weise in den Darm gelangen.

Pilze können außerdem durch intensiven Körperkontakt, wie Küssen oder Geschlechtsverkehr, weitergegeben werden, wobei der Partner jedoch nicht zwangsläufig erkrankt.

Zu den möglichen Pilzquellen gehören alte Zahnbürsten, die nie austrocknen können, oder ungepflegte Gebißprothesen. Auch Handtücher, Waschlappen, Bürsten, Kämme und Nagelschere, Unterwäsche sowie Strümpfe und Schuhe von Infizierten sind Pilznester, an denen sich die Kranken selbst immer wieder neu infizieren können. Für Familienmitglieder gilt das gleiche, wenn sie dieselben Badutensilien wie der Erkrankte benutzen.

Gefahr lauert außerdem für Reisende in Hotelteppichen oder für Sportler auf Fußböden von öffentlichen Umkleideräumen. Da Fußpilz zu den häufigsten Pilzerkrankungen gehört, ist es sehr wahrscheinlich, daß auf diesen Böden pilzbehaftete Hautschüppchen liegen, an denen sich andere infizieren können.

Wer viel mit bloßen Händen im Garten arbeitet, kann sich durch kontaminierte Erde möglicherweise ebenfalls eine Pilzinfektion zuziehen. Es empfiehlt sich daher, sicherheitshalber Gartenhandschuhe zu tragen.

Was mancher Tierfreund nicht gerne hören wird: Auch Haustiere können Pilzüberträger sein. Dadurch, daß sie mit dem Menschen im allgemeinen unter einem Dach leben und sich sowohl auf dem Teppich als auch auf dem Sofa oder sogar im Bett aufhalten, ist es für Pilze ein leichtes, den Wirt zu wechseln.

Ein Problem für unsere Gesundheit stellen natürlich auch umherfliegende Schimmelsporen dar, die leider unsichtbar sind. Sie können sowohl aus Klimaanlagen und Luftbefeuchtern kommen als auch auch von pilzbehafteten Wänden und Tapeten. Einen Verdacht, daß etwas nicht stimmen könnte, schöpfen viele aber erst, wenn Symptome wie Dauerhusten, „laufende Nase“ oder tränende Augen auftreten.

Wo sich Pilze beim Menschen einnisten und vermehren

Eine Mykose entsteht erst, wenn bestimmte Voraussetzungen erfüllt sind. Zunächst muß der Mensch mit Pilzen in Kontakt kommen beziehungsweise gekommen sein. Weiterhin müssen die Schmarotzer dann, um sich auf der Haut festhalten oder in den Körper eindringen und vermehren zu können, ein geschwächtes Abwehrsystem vorfinden. Und drittens sind für die Pilze optimale Lebensbedingungen notwendig. Wenn es also die Umstände zulassen, können sich die Pilze auf Haut, Schleimhäuten, Nägeln, Haaren oder auch im Körperinneren wohl fühlen. Sie lieben dabei vor allem ein dauerhaft feucht-warmes Klima. Somit sind Hautbereiche, in denen viel Schweiß vorkommt, besonders gefährdet. Enge, luftundurchlässige Kleidung beengt, reibt und läßt zudem keine Luftzirkulation zu, so daß Schweiß nicht verdunsten kann. Wird die Haut noch zusätzlich durch chemische oder physikalische Einflüsse strapaziert und aufgeweicht, haben es die Eindringlinge nicht mehr schwer. Zu den hautschädigenden Faktoren zählen unter anderem häufiges Baden oder Duschen mit heißem Wasser und regelmäßige Verwendung von stark alkalischen Waschzusätzen in Badeschaum, Duschgelen oder Seifen. Dadurch trocknet die Haut stark aus und wird spröde und rissig. Auch kleine Verletzungen auf der Haut und den Schleimhäuten bieten einer Vielzahl von Krankheitserregern die Möglichkeit, in den Körper zu gelangen.

Nistplatz Schleimhäute

An Schleimhautinfektionen sind überwiegend Hefen der Gattung Candida beteiligt, wobei in den meisten Fällen Candida albicans als Erreger isoliert wird. Davon betroffen sein können Mund- und Rachenbereich, Verdauungstrakt sowie Anal- oder Genitalbereich. Befinden sich Pilze im Mund, gelangen sie zwangsläufig auch in die Speiseröhre, die ebenfalls besiedelt werden kann. Von dort breiten sie sich weiter aus, passieren das saure Milieu des Magens unbeschadet und landen schließlich im Darm. Hier nisten sich die Pilze in „Nestern“ zwischen den Darmzotten der Schleimhaut ein.

Für die Vermehrung benötigen Hefen ausreichend Nahrung, die sie aus Kohlenhydraten beziehen. Der Mensch wiederum nimmt diese Nährstoffe in Form von Zucker und Weißmehlprodukten auf. Bei der Kohlenhydratverwertung fallen als Stoffwechselprodukte Kohlendioxid und geringe Mengen Alkohol an. Wer viele Pilznester im Darm hat, leidet deshalb häufig unter schmerzhaften Blähungen, Durchfällen und Kopfschmerzen.

Hefen sind außerdem auch an Scheideninfektionen häufig beteiligt. Sie befinden sich oft in geringer Zahl schon vor Ausbruch der Erkrankung in der Scheide, ohne Beschwerden zu verursachen. Die Schmarotzer können aber auch aus einem bereits pilzinfizierten Darm durch Schmierinfektion über den After in die Scheide gelangt sein. Das ist aufgrund der weiblichen Anatomie sehr leicht möglich, wenn beispielsweise nach dem Stuhlgang nicht von vorn nach hinten, das bedeutet von der Scheidenöffnung weg, gereinigt wird. Unterstützt wird die Übertragung noch durch ein im Genitalbereich natürlicherweise vorhandenes feucht-warmes Milieu, eng sitzende Hosen sowie mangelnde Hygiene.

Pilze im Verdauungstrakt sind somit sehr häufig die Ursache für immer wiederkehrende Scheideninfektionen. Außerdem tragen aber auch übertriebene Hygienemaßnahmen dazu bei, daß die natürliche Bakterienflora der Scheide zerstört wird und sich auf diese Weise immer wieder Pilze ausbreiten können. Hierzu zählen beispielsweise regelmäßige Scheidenspülungen, täglich mehrmaliges Waschen mit alkalischen Reinigungsmitteln und regelmäßige Anwendung von Hygienesprays. Auch Tampons, die zu selten oder zu häufig gewechselt werden, und parfümierte, plastikunterlegte Slipeinlagen fördern ein für Pilze optimales Wachstumsklima.

Insgesamt werden Frauen zwar öfter von Pilzinfektionen heimgesucht, das schließt jedoch nicht aus, daß auch Männer davon betroffen sein können. Hier sitzen Hefen möglicherweise ebenfalls im Verdauungstrakt oder unter der Penisvorhaut auf der Eichel. Trotz ihrer Anwesenheit kommt es allerdings nicht zwangsläufig zu einer Erkrankung. Infizierte Männer leben oft vollkommen symptomfrei und sind damit ebenfalls ein häufiger Grund für immer wiederkehrende Scheidenpilzinfektionen bei der Frau. Werden Pilze, die auf Schleimhäuten sitzen, nicht rechtzeitig bekämpft, können sie sich ausbreiten und sowohl Harnröhre, Blase, Nieren, Prostata als auch andere Organe befallen.

Nistplatz Haut

Außer auf Schleimhäuten können sich Pilze auch auf der Haut wohl fühlen. Zu den Krankheitserregern auf der Haut zählen in erster Linie die Dermatophyten. Sie können die obere Hornschicht der Haut auflösen und auf diese Weise durch die Haut hindurchwachsen, wobei der Säureschutzmantel, der die Haut vor Eindringlingen schützen soll, gegen die Pilze leider wirkungslos ist. Häufig sind auch Hefen auf der Haut zu finden, besonders wenn diese bereits vorgeschädigt oder ständig feucht und aufgeweicht ist. Hauptsächlich betroffen sind Hautfaltenbereiche oder Stellen, an denen vermehrt Schweiß abgesondert wird. Dazu zählen die Füße und Zehenzwischenräume, Oberschenkel, Leisten- und Achselgegend sowie der Brust- und Bauchfaltenbereich, insbesondere bei Übergewichtigen bzw. Frauen mit einer großen Brust. Kopf, Gesicht und Hände sowie andere Hautbereiche können unter günstigen Bedingungen natürlich ebenfalls von Pilzen besiedelt werden. Unterstützende Faktoren für Hauterkrankungen sind Kleidungsstücke aus Kunstfaser, die direkt auf der Haut liegen, wie Unterwäsche, Blusen, Hemden sowie Strumpfhosen und Strümpfe. Auch Kleidungsstücke und Schuhe, die keine Luftzirkulation zulassen, begünstigen ein feucht-warmes Pilzklima. Besonders ungünstig sind Turnschuhe sowie Schuhe mit Gummisohle und/oder Obermaterial aus Kunststoff. Sie können Fußpilzwachstum begünstigen. Schimmelpilze sind selten Erreger von Hautpilzerkrankungen.

Nistplatz Nägel

Nägel sind Schutzkappen für die empfindlichen, mit zahlreichen Nerven durchzogenen Finger- und Zehenendglieder. Fingernägel brauchen wir außerdem, um uns zu kratzen, wenn es irgendwo juckt, und natürlich zum Greifen kleiner Gegenstände, wie zum Beispiel eine auf dem Tisch liegende Stecknadel. Nägel sind aber auch, wie unser Kopfhaar, ein natürlicher Körperschmuck.

Welch große Rolle die Fuß- und vor allem Fingernägel wirklich spielen, das merken viele Menschen im allgemeinen erst, wenn diese bereits krank oder verformt sind. Besonders kranke Fingernägel mindern unser Selbstwertgefühl, weil wir sie nicht ständig verstecken können. Veränderungen fallen den Mitmenschen im allgemeinen sofort auf. Je nachdem wie schlimm die Nägel aussehen, wird dann jede Berührung beziehungsweise jedes Händeschütteln aus Ekel und Angst vor Ansteckung vermieden.

Solange die Nägel sowie das direkte Nagelumfeld gesund sind, können sich die Pilze weder festsetzen noch eindringen. Erst durch übermäßigen Kontakt mit Wasser, Reinigungsmitteln, Nagellack sowie Nagellackentferner trocknet die Hornsubstanz der Nagelplatte aus. Sie wird spröde und brüchig. Weiterhin führt auch unsachgemäße Nagelpflege, bei der beispielsweise das Nagelhäutchen beschädigt wird, sowie ständiges Herumpulen am Nagelfalz und Abziehen kleiner Hautfetzen zu Verletzungen rund um die Nagelplatte. Zu den Risikofaktoren gehören außerdem Durchblutungsstörungen, verursacht durch zu enge Schuhe, oder Stoffwechselstörungen (Diabetes). Alles das bietet den Pilzen, aber auch anderen Mikroorganismen gute Bedingungen, um an den verletzten Stellen einzudringen. Von dort aus können sie schließlich die Nagelplatte von unten befallen und langsam „zerfressen", bis der Nagel schließlich zerfällt. Nagelpilzinfektionen können sowohl von Dermatophyten als auch von Hefen hervorgerufen werden. Schimmelpilze pfropfen sich meist auf eine bereits bestehende Infektion auf.

Nistplatz Organe

Voraussetzung für das Entstehen einer sogenannten Systemmykose, bei der einzelne oder auch alle Organe betroffen sein können, ist eine stark ausgeprägte Abwehrschwäche, wie bei AIDS. Aber auch Stoffwechselkranke wie Diabetiker sind gefährdet. Oft existiert bei dieser Erkrankung vorher bereits ein lokaler Infektionsherd in den Atemwegen (Respirationstrakt) oder auch im Darm. Es gibt auch Erreger, die direkt aus der Umwelt über die Atemwege in den Körper gelangen. Werden die Infektionen nicht frühzeitig bekämpft, können sich die Pilze ungehemmt ausbreiten. Über die Lymph- und Blutbahnen verteilen sie sich dann im ganzen Körper und befallen andere Organe. Verursacher von Systemmykosen sind Hefen (z.B. Candida-Arten) und Schimmelpilze (z.B. Aspergillus). Candida-Pilze können unter anderem Lunge und Nieren befallen, während Schimmelpilze zum Beispiel Herz und Zentralnervensystem befallen können.

Pilze verursachen allergische Reaktionen

Da Schimmelpilze bzw. deren Sporen nahezu überall in der Umwelt vorkommen, in der Luft, in Wohnräumen und in der Nahrung, sind sie häufig die Ursache allergischer Erkrankungen der Atemwege. Zur Risikogruppe gehören vor allem Menschen, die aufgrund ihrer Arbeitssituation einer erhöhten Schimmelpilzbelastung in der Luft ausgesetzt sind. Dazu gehören zum Beispiel Büroangestellte in klimatisierten Räumen, Landwirte, Bäcker oder Arbeiter bei der Käseherstellung. Unterschieden werden hierbei Allergien vom Typ I oder Typ III. Beim Typ-I-Allergiker kommt es sofort nach dem Allergenkontakt zur allergischen Reaktion, während der Typ-III-Allergiker erst Stunden nach einem Allergenkontakt Krankheitssymptome wahrnimmt.

Eine weitere allergische Reaktion auf Pilze bzw. deren Toxin können sogenannte Mykide auf der Haut sein. Hier befindet sich bereits irgendwo im oder auf dem Körper ein

Pilzherd (Candida-Arten oder Dermatophyten). Das Besondere daran ist allerdings, daß die Symptome sich an einer vom eigentlichen Infektionsherd fernen Körperstelle offenbaren. Nimmt der Arzt eine Probe von der scheinbar erkrankten Haut, wird er daher weder unter dem Mikroskop noch in der Kultur einen Erreger nachweisen. Die pilztypischen Symptome verschwinden erst dann, wenn der versteckte Erreger aufgespürt und mit den entsprechenden Medikamenten bekämpft wird. Da einige eßbare Hefen den Candida-Arten ähneln, können auch sie nach Verzehr hefehaltiger Lebensmittel zu allergischen Reaktionen führen.

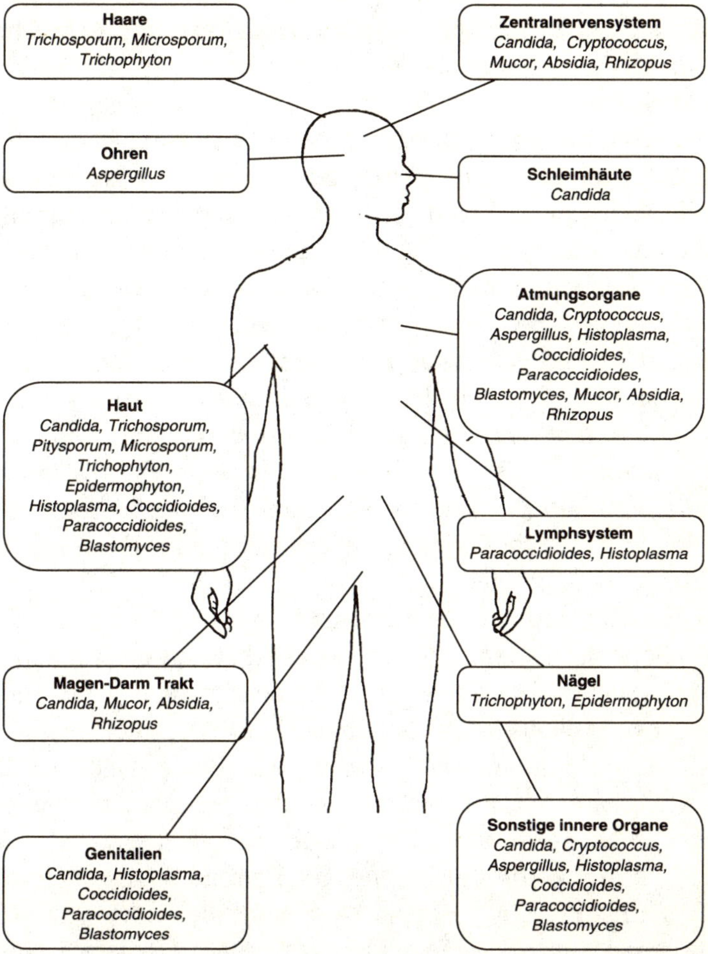

Die wichtigsten Pilze und ihre bevorzugten „Nistplätze" beim Menschen

Wieso erkranken manche Menschen immer wieder an einer Pilzinfektion?

Für viele ist es schwer vorstellbar, was manche Menschen durchmachen, wenn sie eine Pilzinfektion trotz Therapie nicht loswerden und die Beschwerden in regelmäßigen Abständen wieder auftauchen. Abgesehen davon, daß eine Pilzinfektion nicht nur lästig und unangenehm ist, weil sie die Lebensgewohnheiten möglicherweise stark einschränkt, kann auch die Behandlung den Patienten erheblich belasten – ganz besonders dann, wenn sie zum wiederholten Male durchgeführt wird. Jeder Rückfall verunsichert den Patienten zunehmend. Verzweifelt greifen viele dann nach jedem „Strohhalm", der eine Heilung verspricht. Dabei wäre es sinnvoller, den Ursachen auf den Grund zu gehen und diese zu beseitigen, anstatt sich auf möglicherweise unseriöse Therapiemethoden einzulassen. Auf der Suche nach den Gründen für eine ständig wiederkehrende Pilzinfektion sollte der Arzt den Patienten selbstverständlich durch gezielte Befragung unterstützen.

Welche der vielen möglichen Ursachen auf den einzelnen zutrifft, ist nicht immer leicht herauszufinden. Manchmal kann es durchaus auch längere Zeit in Anspruch nehmen, bis Arzt und Patient fündig werden. Möglicherweise hat das Medikament den Pilz nicht komplett vernichten können, weil die Dosierung zu niedrig oder der Therapiezyklus zu kurz war. Es kommt allerdings auch gar nicht so selten vor, daß Patienten eine Behandlung von sich aus vorzeitig abbrechen, wenn die Krankheitssymptome nach einigen Tagen verschwunden sind, oder weil die Behandlung lästig und unangenehm ist. Kommt es daraufhin zu einem erneuten Krankheitsschub, weil überlebende Pilze sich wieder ausbreiten konnten, schiebt der Patient die Schuld dann häufig auf den Arzt oder das angeblich unwirksame Medikament. Wer keinen Rückfall riskieren will, sollte die Behandlung in jedem Fall bis zum Ende durchhalten.

Kommt es dann trotz regelmäßiger Medikamenteneinnahme zu einem Rückfall, konnten unter Umständen einige Pilze in einem versteckten „Winkel“ des Körpers (z.B. im Darm) überleben und sich erneut ausbreiten. Bei Pilzen im Darm ist deshalb parallel zur Medikamenteneinnahme eine spezielle ballaststoffreiche Ernährung notwendig, die keinen Zucker, keine Süßigkeiten, kein süßes Obst und keine Weißmehlprodukte enthalten sollte. Den Hefen wird dadurch einerseits die Nahrung entzogen, und andererseits können die Pilznester durch den voluminösen Darminhalt mitgerissen werden. Auch die Medikamente gelangen so direkt in alle Winkel des Darmes.

Treten trotz Anti-Pilz-Diät und Medikamentengabe erneut Pilze im Darm auf, hat vielleicht auch der Partner Pilze, die er durch Küssen oder spezielle Sexualpraktiken immer wieder überträgt. Bei ständig wiederkehrenden Pilzinfektionen der Scheide sollte der Partner in jedem Fall vorbeugend mitbehandelt werden, auch wenn er keine Krankheitssymptome an sich feststellt. Wird die Frau nämlich allein behandelt, kann der Mann sie bei der nächsten Gelegenheit wieder mit Pilzen infizieren (Pingpong-Effekt).

Der Arzt sollte bei wiederkehrenden Scheideninfektionen aber auch an eine möglicherweise gleichzeitig vorhandene Pilzbesiedelung des Darmes denken. Diese kann wiederum von einer Besiedelung im Mund oder in den oberen Verdauungsabschnitten unterhalten werden. Eine gründliche Untersuchung muß abklären, ob es außer in der Scheide noch anderenorts Pilze zu behandeln gibt. Sonst kann es immer wieder zu neuen Infektionen in der Scheide kommen. Nach der Behandlung empfiehlt es sich, die gestörte Scheidenflora mit speziellen Milchsäurebakterien, beispielsweise in Form von Vaginalzäpfchen, wiederaufzubauen, so daß den Pilzen die Rückkehr erschwert wird.

Pilzinfizierte dürfen auch die Hygiene nicht außer acht lassen. Das heißt, alle möglicherweise pilzinfizierten Materialien, wie zum Beispiel Unterwäsche, Strümpfe, Handtücher, Waschlappen und Schuhe, sind täglich sehr heiß zu waschen und gegebenenfalls regelmäßig zu desinfizieren. Auch Körperhygiene sollte regelmäßig stattfinden, aber nicht übertrieben werden. Mehrmaliges Waschen mit heißem Wasser und Unmengen von Bade- und Duschzusätzen trocknen die Haut aus und zerstören die physiologische Bakterienflora, die uns vor Krankheitserregern schützen soll.

Pfropft sich eine Pilzinfektion auf eine bereits bestehende Erkrankung auf, muß auf jeden Fall immer auch die Grunderkrankung mitbehandelt werden. Wird das versäumt, kann sich bei nächster Gelegenheit erneut ein Pilz im oder auf dem geschwächten Körper ansiedeln. Zusätzlich sollte nach oder besser schon während der Pilzbehandlung etwas für die Stärkung des Immunsystems getan werden.

Pilzerkrankungen erkennen

Es muß unterschieden werden zwischen Krankheiten, die aufgrund von Mikropilzkontakten oder -besiedelungen entstehen, und solchen Erkrankungen, die durch versehentlichen Verzehr der von Mikro- oder Makropilzen erzeugten Gifte verursacht werden. Die Erkrankungen unterscheiden sich nicht nur durch ihre Symptome, sondern auch durch die Untersuchungsmethoden. Besteht der Verdacht, daß Mikropilze die Krankheit verursacht haben, sind im allgemeinen umfangreiche diagnostische Maßnahmen notwendig, um den Verdacht zu bestätigen. Bei einer akuten Vergiftung (meist durch Makropilze) kann die Diagnose dagegen häufig schon aufgrund eindeutiger Krankheitssymptome sowie durch Befragen des Patienten gestellt werden. Da Erkrankungen durch Pilzgifte bei uns jedoch eine vergleichsweise geringe Rolle spielen, werden an dieser Stelle nur die Auswirkungen der Gifte auf den Körper beziehungsweise Krankheitssymptome nach dem Verzehr der Gifte beschrieben. Auf Behandlungsmaßnahmen wird verzichtet.

Vergiftungen durch pilzbefallene Lebensmittel

Einige Mikropilze, vor allem Schimmelpilze, können giftige Stoffwechselprodukte (Mykotoxine) erzeugen. Nisten sich diese Pilze auf Lebensmitteln ein, kann es nach dem Verzehr verschimmelter Produkte zu Vergiftungen kommen, selbst wenn der Pilz bereits abgestorben ist oder großzügig von der Oberfläche des Lebensmittels entfernt wurde. Das unsichtbare Stoffwechselgift befindet sich nämlich nach wie vor im Lebensmittel, und zwar um so mehr, je länger der Pilz wachsen konnte.

Bei uns spielen akute Vergiftungen durch Pilztoxine eine eher untergeordnete Rolle, da deutlich sichtbar verschimmelte Lebensmittel im allgemeinen vernichtet werden. Pilzwachstum im Anfangsstadium wird dagegen oft nicht so ernst genommen. Viele Menschen sind der Meinung, durch großzügiges Entfernen der befallenen Stellen sei die Gefahr gebannt. Deshalb sind schleichende Vergiftungen aufgrund jahrelangen Verzehrs geringer Toxinmengen durchaus denkbar. Möglich ist auch, daß Tiere pilzkontaminiertes Futter fressen und die Gifte dadurch auf tierische Produkte wie die Milch übertragen werden. Durch Verzehr dieser Produkte können die Pilzgifte auch in den menschlichen Organismus gelangen.

Akute Vergiftungssymptome bei Aufnahme sehr großer Giftmengen ähneln einer Vergiftung durch Makropilze. Die Wirkung der Mikropilzgifte wurde bereits in zahlreichen Tierversuchen nachgewiesen. Je nach Giftart und -menge können schwere Leber- und Nierenschäden sowie Krebserkrankungen auftreten. Weiterhin kam es in den Tierversuchen je nach Giftart zu Veränderungen der Erbsubstanz sowie Mißbildungen und Schädigungen des Nervensystems. Wissenschaftler halten es für wahrscheinlich, daß Pilztoxine die gleichen Wirkungen auch beim Menschen haben können.

Vergiftungen durch Wildpilze

Unter den vielen Makropilzen, die auf Wiesen und in Wäldern wachsen, gibt es einige sehr giftige und zahlreiche ungenießbare Exemplare, aber auch eine ganze Reihe von sehr delikaten Speisepilzen. Wer sich in der Natur bedient, sollte daher genau wissen, welche Pilze eßbar sind. Immer wieder kommt es nämlich in der Pilzsaison aufgrund von Verwechslungen zu akuten Vergiftungen. Besonders giftig sind zum Beispiel der bekannte Fliegenpilz oder der grüne Knollenblätterpilz. Bei einigen Giftpilzen kann es übrigens erst mehrere Stunden nach dem Verzehr zu Symptomen kommen. Zu den typischen Vergiftungserscheinungen zählen unter anderem heftige Bauchschmerzen, Übelkeit, Erbrechen, wäßrige Durchfälle sowie Kopfschmerzen, Rauschzustände und Bewußtseinsstörungen. Schnelles Handeln ist dann in jedem Fall sehr wichtig, vor allem wenn die Pilzmahlzeit bereits längere Zeit zurückliegt. Der Betroffene muß sofort zu einem Arzt oder besser in ein Krankenhaus gebracht werden.

Kann der medizinische Laie eine Pilzinfektion erkennen?

Bei vielen Menschen befinden sich in geringer Anzahl krankheitserregende Mikropilze auf der Haut oder auf den Schleimhäuten, ohne daß es zu einer Erkrankung kommt. Das heißt jedoch nicht, daß diese Pilze zur normalen Mund- oder Scheidenflora gehören, denn sobald sich günstige Bedingungen einstellen, wie zum Beispiel eine Schwächung des Immunsystems, gewinnen die Pilze die Oberhand, und der Betroffene erkrankt. Anhand einer bestimmten Symptomatik lassen sich Pilzerkrankungen vielfach erkennen beziehungsweise vermuten. Für eine gesicherte Diagnose reicht die rein äußerliche Beurteilung der Beschwerden allerdings in der Regel nicht aus, da auch andere Mikroorganismen im Spiel sein können. Die nachfolgend dargestellten Symptombilder können dem Laien daher lediglich als Anhaltspunkt dienen. Eine korrekte Diagnose ist letztendlich nur mit Hilfe von speziellen Nachweismethoden möglich. Der Arzt muß bei Beschwerden also in jedem Fall aufgesucht werden.

Symptome bei Scheidenpilz

Betroffene Frauen leiden vornehmlich unter starkem Juckreiz und Brennen, wobei die Zeichen manchmal recht trügerisch und nicht immer einheitlich sind. Vor der Menstruation können sich die Symptome bei einer Candida-albicans-Infektion verstärken, und nach der Menstruation kommt es oft zu einer Linderung. Die Schleimhaut bekommt durch ständiges Kratzen juckender Stellen kleine Einrisse, so daß mechanische Belastungen, zum Beispiel durch Geschlechtsverkehr oder zu enge Hosen, sowie Kontakt mit Wasser und Seife die Beschwerden noch verstärken können. Ein weiteres Symptom ist vermehrter, gelblich-weißer, geruchloser Ausfluß von teilweise krümeliger Konsistenz. Außerdem sind die Innenwände der Scheide oftmals von weißen Pilzbelägen (Soor) überzogen. Darunter ist die Schleimhaut stark gerötet. Auch die Schamlippen können gerötet und geschwollen sein. In den Randbezirken der Mykose können sich kleine Bläschen bilden. Zum Teil kommen Pilzinfektionen aber auch ohne beziehungsweise mit deutlich schwächer ausgeprägten Symptomen vor. Wer ständig unter einer sogenannten Reizblase leidet, sollte untersuchen lassen, ob unter Umständen Pilze aus der Scheide in die Harnröhre und in die Blase gelangt sind.

Symptome bei Pilzen auf dem Penis und in der Harnröhre
Bei einem Pilzbefall von Eichel und/oder Vorhaut kann es zu einer Entzündung kommen. Im Verlauf der Erkrankung können mit weißlichem Sekret gefüllte Bläschen und Pusteln entstehen. Platzen sie, bleiben nässende, flächenhafte Erosionen zurück. Auch weiße, schuppige Beläge auf der Eichel können auftreten. Bleibt die Pilzerkrankung unbehandelt, kann sie von der Eichel auf den inneren Vorhautbereich bzw. auf den Vorhautring (Präputialring) übergreifen. Der Vorhautring schwillt dann an und verursacht eine Vorhautverengung.

Ist die Harnröhre mit einem Pilz infiziert, kann dieser eine akute Harnröhrenentzündung verursachen. Dabei wird weiß-grünlicher Ausfluß abgesondert, der unter Umständen leicht blutig sein kann. Die Betroffenen klagen eventuell auch über Juckreiz und ein stechendes Gefühl in der Harnröhre sowie erschwerte Harnentleerung bzw. häufigen Harndrang mit geringer Harnmenge.

Symptome bei Mundsoor

Ein weißer Belag auf den Wangenschleimhäuten, auf der Zunge, aber auch im Rachenraum kann auf eine Pilzinfektion hindeuten. Wird der Belag mit einem stumpfen Spatel abgeschabt, ist die darunter liegende Schleimhaut stark gerötet. Im fortgeschrittenen Stadium, wenn der Pilz bereits in die Haut hineingewachsen ist, können durch das Abkratzen zusätzlich punktförmige Blutungen entstehen.

Symptome bei Hautpilz

Überall auf der Haut können sich Pilze ansiedeln. Besonders häufig sind die verschiedenen Hautfaltenareale von einer Infektion betroffen. Unter der weiblichen Brust und im Leistenbereich von stark übergewichtigen Menschen, im Bereich des Afters oder auch in den Zehenzwischenräumen finden die Pilze oft ein für die Vermehrung optimales, feucht-warmes Klima vor. Kennzeichen einer Pilzinfektion der Haut können schuppige, scharf begrenzte, leicht bis intensiv gerötete, manchmal eingerissene und zum Teil auch nässende Hautstellen sein. Ein weiteres Merkmal ist zumeist sehr starker Juckreiz. Durch Kratzen kann der Pilz auf andere Körperbereiche übertragen werden.

Symptome bei Pilzen auf der Kopfhaut und in den Haaren

Eine Pilzinfektion von Kopfhaut und Haaren ist nicht auf den ersten Blick erkennbar. Symptome, die durchaus auch andere Ursachen haben können, sind zum Beispiel Schuppenbildung, leichter Juckreiz sowie Haarausfall, wobei das Haar direkt an der Kopfhaut abbricht. Im fortgeschrittenen Krankheitsstadium werden kreisrunde Stellen sichtbar, die an ein Stoppelfeld erinnern. Die Haarstümpfe sind mit feinen Schuppen bedeckt.

Symptome bei Nagelpilz

Beim Nagelpilz können verschiedene Merkmale auftreten, über braun-graue bzw. braun-gelbe Verfärbungen, weißliche Pigmentflecke bis hin zu Nagelwallentzündungen. Die Nägel werden mit der Zeit dicker, brüchig und lösen sich vom Nagelbett ab. Auch weißliche Beläge rund um den Nagel können auftreten.

Symptome bei Pilzbefall der inneren Organe

Pilze können auch die inneren Organe befallen. Dazu zählen Nasen-Rachen-Raum, Kehlkopf, Luftröhre, Lunge, Verdauungstrakt, Blut- und Lymphsystem sowie Augen, Ohren, Herz, Gehirn und Nieren. Die Symptome einer Organerkrankung sind oft uncharakteristisch, so daß der Verdacht nicht sofort auf eine Pilzinfektion fällt. Schimmelpilzsporen in der Lunge können zum Beispiel allergisches Asthma auslösen; Hefen im Verdauungstrakt können schmerzhafte Blähungen sowie Durchfall oder Verstopfung verursachen. Der Bauch fühlt sich dabei besonders nach dem Verzehr von Süßem wie ein Ballon an. Weiterhin kann zum Beispiel auch eine chronische Enzündung des Gehörganges die Folge einer Pilzerkrankung sein. Auch ganz allgemeine Symptome, wie ständige Müdigkeit und Abgeschlagenheit, werden unter Umständen durch einen organischen Pilzbefall verursacht.

Symptome bei Pilzallergien

Die Symptome bei Überempfindlichkeitsreaktionen vom Typ III (treten mehrere Stunden nach Allergenkontakt auf) sind chronische Bronchitis, Entzündungen der Bronchien und später auch Schädigung von Lungengewebe. Bei der allergischen Reaktion vom Typ I (Sofortreaktion nach Allergenkontakt) leiden die Betroffenen unter Bronchialasthma, es kommt dabei zu häufigem Husten mit schleimigem oder eitrigem Auswurf und Fieberschüben. In beiden Fällen sind Schimmelpilze oder deren Sporen die Verursacher.

Im Gegensatz zu den beiden oben genannten Symptombildern sitzen bei einem Mykid Candidapilze oder Dermatophyten bereits irgendwo im Körper. Fern vom eigentlichen Infektionsherd kann die Haut hierbei fleckig gerötet sein. Auch nässende, schuppende Hautstellen und juckende Bläschen sind typisch. Häufig weist die Haut auch schmerzhafte Hautrisse auf, wenn zuvor stark gekratzt wurde. Zusätzlich können allgemeine Symptome wie Gelenkbeschwerden oder Fieber auftreten.

Krankheitssymptome im Überblick

Scheidenpilze:	Jucken, Brennen, gelblich-weißer geruchloser Ausfluß, Entzündung
Pilze auf dem Penis:	Entzündung, weiße schuppende Beläge, nässende Erosionen, Vorhautverengung
Pilze in der Harnröhre:	stechendes Gefühl beim Wasserlassen, Entzündung der Harnröhre, weiß-grünlicher Ausfluß
Mundsoor:	weiße Beläge auf Zunge und Wangenschleimhaut, darunter Entzündung und punktförmige Blutungen
Hautpilze:	schuppige, scharf begrenzte, leicht bis intensiv gerötete, manchmal eingerissene, zum Teil auch nässende Hautstellen, starker Juckreiz
Haarpilze:	Schuppenbildung, leichter Juckreiz, Haarausfall (das Haar bricht direkt an der Kopfhaut ab)

Nagelpilze:	braun-graue bzw. braun-gelbe Verfärbungen, weißliche Pigmentflecke, Nagelwallentzündungen, die Nägel werden dicker, brüchig und lösen sich vom Nagelbett ab, weißliche Beläge um den Nagel
Darmpilze:	schmerzhafte Blähungen, Durchfall oder Verstopfung, Kopfschmerzen, ständige Müdigkeit, Heißhunger auf Süßes
Pilzallergie:	chronische Bronchitis oder Bronchialasthma, verbunden mit schleimigem oder eitrigem Auswurf und Fieberschüben. Bei Mykiden flekkig gerötete Haut, nässende, schuppende Hautstellen, juckende Bläschen, schmerzhafte Hautrisse
Pilzvergiftung:	heftige Bauchschmerzen, Übelkeit, Erbrechen, wässrige Durchfälle sowie Kopfschmerzen, Rauschzustände und Bewußtseinsstörungen

Wie stellt der Arzt eine Pilzinfektion fest?

Häufig wird aus falsch verstandener Scham ein Arzt erst dann aufgesucht, wenn bereits massive Beschwerden vorhanden sind. Dabei ist es vor allem auch bei einer Pilzinfektion wichtig, daß rechtzeitig diagnostiziert und behandelt wird, um ein Übergreifen auf andere Bereiche zu verhindern. Die Wahl des jeweiligen Arztes richtet sich nach dem Ort des vermuteten Pilzbefalls. Bei sichtbaren Veränderungen von Haut, Nägeln und Kopfhaar empfiehlt es sich, einen

Dermatologen aufzusuchen. Für Erkrankungen des weiblichen Genitales ist der Gynäkologe zuständig. Urologen sind Ansprechpartner bei Erkrankungen des männlichen Genitales. Ist der Verdauungstrakt betroffen, sollte ein Gastroenterologe (Internist mit Zusatzausbildung) zu Rate gezogen werden. Für Lunge, Hals, Nase und Ohren gibt es Lungenspezialisten (Internist mit Zusatzausbildung) bzw. Hals-, Nasen-, Ohrenärzte. Besteht Unklarheit, kann zunächst auch ein Allgemeinarzt oder Praktischer Arzt weiterhelfen. Gegebenenfalls überweist dieser dann an einen Fachkollegen weiter.

Um eine Pilzerkrankung richtig diagnostizieren zu können, sollte der Arzt über die notwendige Erfahrung und das entsprechende Wissen verfügen, da sonst leicht eine falsche Diagnose gestellt wird. Die Diagnostik verläuft in mehreren Abschnitten. Zunächst nimmt der Arzt die geschilderten Beschwerden sowie die Vorgeschichte des Patienten auf. Dazu gehört bei Verdacht auf eine Pilzerkrankung auch die Frage nach pilzbegünstigenden Faktoren, denen der Patient ausgesetzt war oder ist. Dem folgt eine genaue Untersuchung des Patienten. Aufgrund von sichtbaren Veränderungen auf Haut, Schleimhäuten oder Nägeln kann der Fachmann oft schon eine vorläufige Diagnose stellen. Um Gewißheit zu erlangen, sind zusätzlich noch ein Pilznachweis sowie eine Pilzdifferenzierung und unter Umständen auch eine Blutuntersuchung notwendig.

Der Pilznachweis

Aufgrund der vorhandenen Symptome kann der Arzt eine Pilzinfektion in den meisten Fällen nur vermuten. Bei Verdacht auf einen Hautpilz werden die betroffenen Stellen zunächst mit einem speziellen Licht (Woodlicht) angestrahlt. Dadurch lassen sich einige Pilzarten schnell und unkompliziert feststellen. Sie reagieren nämlich auf das Woodlicht, indem sie in einem jeweils für sie typischen Farbton fluoreszieren. Reagiert der Erreger nicht auf Woodlicht, muß es sich folglich um einen Pilz aus einer anderen Gruppe handeln.

Für den Nachweis aller anderen Pilze muß der Arzt von der jeweils erkrankten Stelle eine Probe entnehmen. Das können Sekretabstriche aus Mund, Rachen, Scheide, Gebärmutter oder Enddarm sowie Hautschuppen oder Haare sein. Urin- und Stuhlproben gewinnt der Patient selbst und reicht sie dann an den Arzt oder das Labor weiter. Wird eine Mykose der inneren Organe vermutet, ist die Materialentnahme meist schwieriger. Mit Hilfe einer Hohlnadel kann der Arzt die betreffenden Organe punktieren, um Flüssigkeits- oder Gewebeproben zu entnehmen. Anschließend wird das gewonnene Material auf einen Objektträger gestrichen (Nativpräparat) und unter dem Mikroskop begutachtet. Diese Nachweismethode hat den Vorteil, daß der Arzt schon wenige Minuten nach der Entnahme des Untersuchungsmaterials ein Ergebnis hat. Allerdings kann mit einem Nativpräparat lediglich geklärt werden, ob eine Pilzinfektion vorliegt. Der spezielle Erreger ist so nicht zu ermitteln.

Wenn der Patient um eine Urin- oder Stuhlprobe gebeten wird, sollten unbedingt einige Regeln beachtet werden. Dadurch kann das Risiko eines möglicherweise falschen Ergebnisses vermindert werden.

- Bei der *Stuhlprobe* ist zu beachten, daß sich Pilze im Darm häufig zu Nestern zusammenballen. Wird die Probe nur von einer Stelle des Stuhls entnommen, kann diese möglicherweise pilzfrei sein. Der Befund wird dann negativ sein, obwohl unter Umständen ein Pilzbefall vorhanden ist. Deshalb ist es ganz wichtig, daß die Stuhlprobe von verschiedenen Stellen entnommen wird. Besser noch wäre es, den Stuhl zu verrühren und erst dann eine Probe zu entnehmen. Das Risiko einer falsch negativen Probe wird vermindert, wenn der Patient am Abend vor der Probenentnahme einen Eßlöffel Obstessig einnimmt.

Dadurch soll die Haftung der Pilznester an der Darmwand herabgesetzt werden. Für die Probenentnahme bekommt der Patient ein bruchsicher verpacktes Glasröhrchen mit Stopfen, in dessen Ende ein kleines Löffelchen eingearbeitet ist. Die entnommene Probe ist dann unverzüglich an das Labor zu schicken, nicht noch stunden- oder tagelang aufzubewahren.

- Soll eine *Urinprobe* gewonnen werden, bekommt der Patient auch hierfür ein spezielles Gefäß von dem behandelnden Arzt. Es sollte unbedingt nur der sogenannte Mittelstrahlurin aufgefangen werden. Das heißt, der erste Strahl geht in die Toilette. Dann wird der Strahl kurz angehalten. Der dann folgende Mittelstrahlurin geht in das Gefäß. Ist es etwas mehr als halbvoll, wird der Strahl wiederum angehalten. Der restliche Urin geht dann ebenfalls in die Toilette. Wird gleich der erste Urin aufgefangen, kann zum Beispiel bei einer eventuell vorhandenen Scheidenpilzinfektion der Urin mit Erregern kontaminiert werden. Der Befund wäre dann mit Sicherheit falsch, da der Arzt eine Blaseninfektion vermuten würde, obwohl die Pilze aus der Scheide kamen.

Die Pilzdifferenzierung

Sind bei der mikroskopischen Untersuchung keine Pilze zu sehen, wird sicherheitshalber noch eine Pilzkultur angelegt. Aber auch wenn sich Pilze auf dem Objektträger befinden, empfiehlt es sich, eine Kultur anzulegen, um den speziellen Erreger zu identifizieren. Erst dadurch wird nämlich eine erregerspezifische Behandlung möglich. Spezielle Nährböden werden mit dem entnommenen Sekret- bzw. den Gewebeproben beimpft und anschließend über einen Zeitraum von einigen Stunden bis zu einigen Wochen bei Temperaturen zwischen 20 bis 37 Grad Celsius bebrütet, je nach vermuteter Pilzart. Damit auf den Nährböden garantiert nur Pilze gedeihen, kann der Zusatz eines Antibiotikums Bakterienwachstum verhindern. Auch Schimmelwachstum kann durch spezielle Zusätze verhindert werden, wenn vermutet wird, daß Pilzsporen nach dem Beimpfen auf den Nährboden geraten könnten. Zur Sicherheit wird dann aber gleichzeitig ein Nährboden ohne schimmelhemmende Zusätze beimpft, denn der Schimmelpilz könnte eventuell auch im Untersuchungsmaterial enthalten sein. Die Anzucht und Bestimmung der Erreger erfolgt in der Regel in einem mikrobiologischen Speziallabor.

Die Blutuntersuchung

Wenn sich das Immunsystem mit einer Pilzinfektion auseinandersetzen muß, steigt der Gehalt an Antikörpern im Blut. Die Menge der einzelnen Antikörper läßt sich mit Hilfe des Blutserums im Labor nachweisen. Der Arzt kann so einen Hinweis auf den Erreger sowie auf den Infektionszeitpunkt erhalten. Befindet sich zum Beispiel der Pilz Candida albicans im Körper, sind entweder die *Immunglobuline der Klasse G* (IgG) oder die *Immunglobuline der Klasse M* (IgM) erhöht. Hohe IgG-Werte deuten darauf hin, daß der Infektionszeitpunkt schon einige Wochen zurückliegt. Bei hohen IgM-Werten ist die Infektion dagegen erst einige Tage alt. Blutuntersuchung und kultureller Nachweis sollten zur Sicherheit immer zusammen durchgeführt werden.

Wie stellt der Arzt eine Allergie fest?

Vermutet der Arzt eine Pilzallergie oder auch eine andere Allergie, auf die sich der Pilz dann aufgepfropft hat, muß er versuchen, das oder die Allergene herauszufinden. Der Patient kann ihm dabei helfen, indem er sich laufend selbst beobachtet und über auftretende Symptome, dazu gehört beispielsweise auch ein Anstieg der Pulsfrequenz nach den Mahlzeiten, sowie deren auslösende Faktoren Buch führt. Das ist nicht einfach, da allergische Reaktionen nicht immer sofort auftreten, sondern sich häufig auch erst nach mehreren Stunden zeigen. Außerdem kann nahezu alles in unserer Umwelt eine Allergie auslösen. Dazu gehören sowohl Nahrungsmittel als auch Schmuck, Reinigungsmittel, kosmetische Produkte, Hausstaub und vieles mehr. Kann der Patient durch Selbstbeobachtung bereits einen Verdacht äußern, wird der Arzt die vermutete Substanz in verdünnter Form auf der Haut testen. Er kann sie dazu in die oberste Hautschicht injizieren, auf die Haut auftragen und diese dann einritzen oder anstechen. Eine weniger unangenehme Variante ist das Aufkleben eines Pflasters, auf dem das Antigen haftet. Anschließend wird die Reaktion beobachtet, die sich nach Stunden oder Tagen zeigen kann. Treten Rötungen bzw. Entzündungen an den getesteten Hautstellen auf, reagiert der Körper auf das betreffende Allergen allergisch.

Der Arzt kann das Allergen aber auch testen, indem er es den Patienten beispielsweise einatmen oder essen läßt, wenn es sich dabei um ein Lebensmittel handelt. Wird der Allergieauslöser unter den Nahrungsmitteln vermutet, muß der Patient zunächst eine karge Diät einhalten, die nur aus wenigen Lebensmitteln besteht. Schrittweise fügt er dann seinem Speiseplan immer ein Lebensmittel mehr hinzu. Meist ist es nur ein Lebensmittel mehr pro Tag. Dabei wird die körperliche Reaktion ständig beobachtet. Tritt eine Reaktion auf, muß das betreffende Lebensmittel künftig gemieden werden. Auf diese Weise erhält der Patient eine Liste von Lebensmitteln, die er verträgt, und solchen, auf die er allergisch reagiert, so daß er sich mit seiner künftigen Ernährung danach richten kann.

Was die Diagnostik oft so schwierig macht

Tritt ein Erreger alleine auf, ist das für den Arzt nahezu ideal. Leider kommen in der Praxis sehr häufig Mischinfektionen vor. Das heißt zum Beispiel, daß zu einer bakteriellen oder viralen Infektion eine Pilzinfektion hinzukommen kann und dadurch typische Krankheitsbilder verwischt werden. Der Arzt muß in diesen Fällen detektivischen Spürsinn beweisen. Wird nämlich beispielsweise die Pilzinfektion nicht erkannt und nur die bakterielle Infektion behandelt, kann der Pilz sich ungehemmt weiter vermehren und ausbreiten. Je länger aber der Patient unbehandelt bleibt, desto größeren Schaden kann der Pilz anrichten.

Aber selbst wenn ein Pilz als alleiniger beziehungsweise zusätzlicher Erreger vermutet wird, kann der Untersuchungsbefund unter Umständen falsch ausfallen, zum Beispiel durch die fehlerhafte Entnahme von Untersuchungsmaterial, nicht ausreichend desinfiziertes Entnahmebesteck oder durch Sekundärinfektion. So können nach der Entnahme ungewollt Fremdkeime auf den Objektträger bzw. auf den Kulturboden geraten. Auch beim Verschicken der Proben können noch Veränderungen stattfinden. Entweder sterben die Krankheitserreger zu früh ab, oder sie vermehren sich übermäßig, so daß bei der Untersuchung ebenfalls ein falsches Ergebnis entsteht. Selbst im Labor können noch Fehler auftreten, wenn die für Mikropilze optimalen Wachstumsbedingungen nicht eingehalten werden, so daß keine Pilze auf dem Nährboden gedeihen.

Ist der Befund positiv, kann man in der Regel auch von einem Pilzbefall ausgehen. Fällt er dagegen negativ aus, obwohl rein äußerlich die Krankheitszeichen relativ eindeutig auf einen Pilz hinweisen, sollte der Test in jedem Fall wiederholt werden. Beim Bluttest gilt es zu beachten, daß trotz Pilzinfektion die Antikörperwerte in manchen Fällen sehr niedrig sein können, weil das Immunsystem bereits stark geschwächt ist und kaum noch Antikörper produziert. Andererseits können die Werte aber auch sehr hoch sein, gerade weil das Immunsystem noch sehr gut arbeitet und die Pilze bereits besiegt hat.

Die Therapie

Zur Behandlung von Pilzerkrankungen stehen zahlreiche wirksame Anti-Pilz-Medikamente zur Verfügung (Antimykotika). Pflanzliche Präparate sowie alternative Therapiemethoden können eine Pilzbesiedelung dagegen nicht beseitigen. Vieles davon ist aber durchaus geeignet, um das Immunsystem zu stärken bzw. um Entzündungssymptome oder Jucken zu mildern, und kann deshalb begleitend zur medikamentösen Therapie eingesetzt werden.

Damit die Behandlung maximal wirksam ist und nicht unnötig in die Länge gezogen wird, müssen Arzt und Patient zusammenarbeiten. Der Arzt sollte sich zunächst Zeit für ein ungezwungenes, offenes Gespräch nehmen, in dem er auf die Probleme seines Patienten eingeht, ihm die Angst vor der Erkrankung nimmt und Fragen beantwortet. Wichtig ist, daß der Arzt echtes Interesse zeigt, der Krankheitsursache auf den Grund zu gehen und sie zu beseitigen. Wenn sich der Patient verstanden fühlt, Zweifel ausgeräumt sind und der Behandlungsablauf mit ihm gemeinsam besprochen wird, ist die Basis für eine gute Zusammenarbeit geschaffen. Kommt kein Vertrauensverhältnis zustande, muß der Arzt damit rechnen, daß der Patient nicht aktiv an der Therapie mitwirkt und unter Umständen das verordnete Medikament nicht einnimmt oder vorzeitig absetzt, sobald die Symptome verschwunden sind. Es kommt dann auch vor, daß Medikamente nicht regelmäßig oder falsch angewendet werden. Daß der Pilzbefall so nicht verschwindet, leuchtet ein. Haben Sie daher kein schlechtes Gewissen, und fragen Sie nach, wenn Sie etwas nicht verstanden haben – oder gehen Sie, wenn er sich nicht ausreichend Zeit für Sie nimmt und Sie sich falsch behandelt fühlen, zu einem anderen Arzt.

Nach Abschluß der Therapie sollten in jedem Fall eine oder mehrere Nachkontrollen stattfinden, wobei wiederum eine Pilzkultur angelegt wird. Fallen die Ergebnisse negativ aus, war die Behandlung wahrscheinlich erfolgreich. Sind allerdings trotz negativer Testergebnisse noch Symptome vorhanden, sollte die Behandlung weitergeführt werden. Vor allem im Darm können möglicherweise noch Pilznester vorhanden sein, die nicht vollständig beseitigt wurden.

Wann ist eine Behandlung notwendig?

Wer Krankheitssymptome an sich wahrnimmt, sollte auf jeden Fall einen Arzt aufsuchen. Dieser wird nach den Beschwerden fragen, sich die Symptome anschauen und wenn notwendig spezielle Untersuchungen durchführen. Lassen sich dabei Pilze nachweisen, muß mit einem entsprechenden Antimykotikum behandelt werden.

Da sich bei vielen Menschen Pilze im Darm oder in der Scheide nachweisen lassen, ohne daß sie jedoch Beschwerden verursachen, sind manche Ärzte der Auffassung, daß diese zur „normalen" Besiedelung gehören und deshalb nicht unbedingt behandelt werden müssen, solange keine Erkrankung vorliegt.

Andere Ärzte sind dagegen der Meinung, daß Pilze, die sich nur momentan ruhig verhalten und jederzeit Krankheiten auslösen können, sobald das Immunsystem geschwächt ist, generell nichts im oder auf dem Körper zu suchen haben. Deshalb sollte ihrer Ansicht nach auch ein Pilzbefall ohne Krankheitssymptome behandelt werden. Tatsache ist, daß sie, im Gegensatz zu bestimmten Bakterien, weder in der Scheide von Nutzen sind, noch für den Verdauungsvorgang benötigt werden.

Wer pilzbegünstigenden Risikofaktoren ausgesetzt ist (siehe dazu auch: „Voraussetzungen einer Pilzinfektion", Seite 28), sollte in jedem Fall kontrolliert und möglicherweise sogar vorbeugend gegen Pilzbefall behandelt werden, um nicht durch eine Sekundärinfektion in Lebensgefahr zu geraten. Gefährdet sind vor allem Patienten auf Intensivstationen, Krebs- und AIDS-Kranke sowie Patienten, die regelmäßig immunsuppressiv wirkende Medikamente einnehmen müssen. Auch Schwangere sollten sich einige Wochen vor der Entbindung auf einen möglichen Pilzbefall der Scheide untersuchen und gegebenenfalls behandeln lassen. Der Säugling würde sich sonst im Geburtskanal mit dem Pilz infizieren. Diabetiker sowie chronisch Kranke, Allergiker und Neurodermitiker gehören ebenfalls zur Risikogruppe und sollten sich deshalb bei Auffälligkeiten sofort untersuchen lassen.

Da es durchaus vorkommt, daß der Patient mit Pilzen und Bakterien gleichzeitig infiziert ist, sollte eine Untersuchung möglichst breit angelegt sein. Findet der Arzt noch andere Erreger, müssen diese natürlich auch beseitigt werden.

Welche Medikamente bekämpfen welchen Pilz?

Für die Behandlung von Pilzerkrankungen stehen dem Arzt verschiedene Antimykotika zur Verfügung. Sie lassen sich einteilen in lokal anwendbare, „vor Ort“ wirksame Präparate wie Salben, Gele, Cremes, Vaginalzäpfchen, Sprays oder Nagellacke sowie in systemisch wirksame Medikamente. Letztere werden in Form von Dragees, Tabletten oder Säften eingenommen und verteilen sich dann über den Blutkreislauf im gesamten Körper.

Nachfolgend eine grobe Übersicht der antimykotischen Wirkstoffe:

- Azole stellen von allen Wirkstoffgruppen die größte Gruppe dar. Dazu zählen unter anderem Substanzen wie *Clotrimazol, Econazol, Isoconazol, Miconazol, Ketoconazol, Fluconazol* und *Itraconazol.* Sie unterscheiden sich in ihrem Wirkungsspektrum und in ihrer Anwendungsmöglichkeit.
- *Clotrimazol, Econazol* und *Isoconazol* werden lokal

angewendet und wirken bei Infektionen durch Dermatophyten, Schimmelpilze und Hefen. *Miconazol* kann sowohl lokal als auch oral (= Einnahme von Tabletten etc.) angewendet werden und wirkt gegen verschiedene Candida-Arten, Dermatophyten und dimorphe Pilze.

- *Ketoconazol* wird lokal bzw. oral angewendet und wirkt bei Candida-Arten, Dermatophyten und dimorphen Pilzen. In schwierigen Fällen kann Ketoconazol auch mit Amphotericin B kombiniert oral gegeben werden. *Itraconazol* wird oral angewendet und wirkt systemisch bei Infektionen durch Hefen, Dermatophyten und Schimmelpilze. *Fluconazol* wirkt ebenfalls systemisch bei Infektionen durch Candida-Arten und Cryptococcen.
- *Griseofulvin* wird systemisch bei Dermatophyteninfektionen angewendet. Gegen Hefen ist es unwirksam.
- *Terbinafin* ist ein neueres Präparat. Es kann lokal, aber auch oral verabreicht werden und ist besonders gegen Dermatophyten wirksam, wird aber auch bei Schimmelpilzen, Hefen und dimorphen Pilzen eingesetzt.
- Bei äußerlichem Pilzbefall mit Dermatophyten können außer den Azolen auch die Substanzen *Naftifin, Ciclopiroxolamin* und *Tolnaftat* angewendet werden. Ein weiteres, sehr wirksames Mittel gegen oberflächliche Mykosen (verursacht durch Candida-Arten oder Dermatophyten) ist *Amorolfin*.
- Zu den Polyenen zählen *Nystatin, Natamycin* und *Amphotericin B*. Da sie aufgrund ihrer Molekülgröße die Darmschleimhaut nicht beziehungsweise nur in geringer Menge passieren, werden sie zur lokalen Behandlung von Mykosen im Mund, in der Speiseröhre und im Magen-Darm-Trakt eingesetzt. Während Nystatin hauptsächlich Candida-Arten wirksam bekämpft, haben Natamycin und Amphotericin B ein breites Wirkungsspektrum, das neben Hefen auch Dermatophyten und Schimmelpilze einschließt.

- *Flucytosin* wird allein oder in schwierigeren Fällen auch zusammen mit Amphotericin B zur Behandlung von systemischen Pilzerkrankungen eingesetzt. Es ist wirksam gegen Erkrankungen durch Sproßpilze – Candidose und Cryptococcose.

Infektionen durch Hefen

Bei der Candidose (Hefeinfektion) handelt es sich um eine endogene Infektion, wobei in etwa 80 Prozent der Fälle Candida albicans der Erreger ist. Bei ungefähr 20 Prozent der Patienten werden andere Candida-Arten gefunden, zum Beispiel Candida glabrata oder Candida tropicalis. Endogene Infektion bedeutet, daß sich der Erreger bereits vor Ausbruch der Erkrankung im Körper befindet oder auf den Schleimhäuten sitzt und dort verharrt. Ist das Abwehrsystem der Betroffenen irgendwann geschwächt, bilden die auf der Schleimhaut fest anhaftenden Hefen Keimschläuche aus, die sich verlängern und schließlich zu Hyphen (Fäden) werden. Diese Hyphen wachsen dann durch die Epithelzellen der Schleimhaut und breiten sich aus: Der Mensch wird krank. Von Candida-Infektionen sind besonders häufig die Schleimhäute der Mundhöhle, des Verdauungstraktes und der Scheide betroffen. Im Vergleich ist die äußere Haut seltener von Candida befallen, hier sind es dann vor allem diejenigen Hautbereiche, in denen ein feucht-warmes Klima herrscht.

Candida in der Scheide und im Verdauungstrakt

Eine Pilzinfektion der Scheide ist in der Regel gut zu behandeln. Allerdings sollten eventuell gleichzeitig vorhandene Pilzquellen zum Beispiel im Mund, in der Speiseröhre oder dem Verdauungstrakt aufgespürt und saniert werden, sonst kann es nach der Behandlung zu einer erneuten Pilzinfektion oder -erkrankung in der Scheide kommen. Die Therapie sollte so früh wie möglich beginnen. Das heißt: Bei den ersten Krankheitssymptomen sollte unbedingt ein Arzt aufgesucht werden, da die Gefahr besteht, daß sich die Infektion auf Harnröhre, Blase oder sogar die Nieren ausbreitet.

Für die Therapie der Scheidenpilzinfektion, deren häufigster Erreger Candida albicans ist, stehen lokal anwendbare Antimykotika in Form von Vaginalsalben oder -zäpfchen zur Verfügung. In Frage kommen zum Beispiel Präparate mit dem Wirkstoff Clotrimazol oder Miconazol. Diese werden in der Regel vor dem Schlafengehen entweder mit speziellen Einführhilfen (Applikatoren), die der Packung häufig beiliegen, oder mit dem Finger tief in der Scheide plaziert. In der Nacht haben die Wirkstoffe genügend Zeit zu wirken. Tagsüber würden sie in kurzer Zeit wieder herauslaufen. Inzwischen gibt es viele Präparate, die nur an einem Abend angewendet werden müssen. Sie werden von den meisten Patientinnen bevorzugt, weil sie sich dadurch weniger belastet fühlen. Dagegen werden Medikamente, die über mehrere Tage anzuwenden sind, häufiger vergessen, oder die Behandlung wird frühzeitig beendet.

Frauen, die wiederholt unter Vaginalmykosen durch Candidapilze leiden, können sich, da sie die typischen Symptome bereits kennen, selbst behandeln. Dazu gibt es lokal anwendbare Präparate ohne Rezept aus der Apotheke. Wer öfter als viermal pro Jahr unter einer Pilzinfektion leidet, sollte sich jedoch nicht selbst behandeln. Hier wird der Arzt eine Behandlung mit einem Antimykotikum wie beispielsweise Fluconazol oder Itraconazol vorschlagen. Diese Wirkstoffe bekämpfen versteckte Pilznester von innen. Auch in der Schwangerschaft und wenn Krankheitssymptome auftreten, die für eine Pilzinfektion untypisch sind, sollte keine Selbstbehandlung durchgeführt werden.

Kommt es immer wieder zu einer Scheidenpilzinfektion, weil auch der Verdauungstrakt von einer Infektion betroffen ist und die Scheide mit neuen Erregern versorgt, verordnet der Arzt auch hier ein Antimykotikum zum Einnehmen. Hierfür können beispielsweise Präparate mit den Wirkstoffen Nystatin, Natamycin oder Amphotericin B eingesetzt werden. Sie verbleiben im Verdauungstrakt und können dort optimal vor Ort wirken. Die Nebenwirkungen sind geringer als die eines systemisch wirkenden Antimykotikums, das in die Blutbahn gelangt. Um den Darm pilzfrei zu bekommen, müssen auch Mund und Speiseröhre behandelt werden. Da Tabletten geschluckt werden und so nicht in den oberen Abschnitten wirken können, hilft hier zusätzlich die Gabe von Lutschtabletten oder Flüssigkeiten. Um die Rückfallquote dieser Pilzerkrankungen gering zu halten, sollte gleichzeitig etwas für den Wiederaufbau der Darm- und Scheidenflora getan werden. Dafür gibt es in Apotheken spezielle Präparate, die Milchsäurebakterien enthalten.

Haut- und Haarmykosen

Behandelt werden diese Pilzerkrankungen mit lokal anwendbaren Antimykotika, die es in Form von Salben, Cremes, Lotionen, Haarshampoos und Puder gibt. Sie töten die Pilze ab und lösen häufig gleichzeitig die Zellen der Oberhaut ab. Auf diese Weise werden die Pilze beseitigt, die in den verhornten, oberen Hautschichten sitzen. Eine Behandlung mit diesen Antimykotika kann sechs bis acht Wochen und länger dauern. Für den Erfolg der Therapie ist es wichtig, daß sie ausreichend lange durchgeführt wird. Ist die Behandlungsdauer zu kurz oder wird die Therapie zu früh vom Patienten beendet, weil die Haut zum Beispiel nicht mehr gerötet ist und auch kein Juckreiz mehr verspürt wird, besteht die Gefahr, daß die Krankheit erneut ausbricht. Vor allem Fußpilz ist häufig sehr hartnäckig.

Bei Mykosen von Haut und Haaren können, je nach Erregertyp, beispielsweise Azole, Natamycin, Ciclopiroxolamin oder Tolnaftat zur lokalen beziehungsweise Ketoconazol oder Griseofulvin zur oralen Anwendung verschrieben werden. Neben der medikamentösen Therapie können auch feuchte Umschläge sowie Bäder mit speziell dafür geeigneten Desinfektionsmitteln oder Antiseptika durchgeführt werden. Sie haben einen kühlenden, austrocknenden Effekt, entfernen zudem Hautauflagerungen und wirken entzündungshemmend und wundreinigend.

Menschen mit Neurodermitis oder Psoriasis, deren Abwehrsystem bereits stark strapaziert ist und die zusätzlich mit Cortison gegen die entzündlichen Hautveränderungen behandelt werden, bekommen sehr oft eine Pilzinfektion. Dadurch verschlimmert sich das Leiden noch. Werden die Betroffenen mit Hilfe eines Antimykotikums von den Pilzen befreit, bessert sich im allgemeinen die Grunderkrankung und damit auch das Hautbild.

Nagelmykosen

Die Behandlung des Nagelpilzes ist meist sehr langwierig, da der Nagel nur sehr langsam wächst. Um einmal vom Nagelhäutchen bis nach vorn herauszuwachsen, benötigt ein Fingernagel durchschnittlich sechs, ein Fußnagel etwa zehn Monate. Für die Patienten bedeutet das also in jedem Fall viel Geduld bei der Therapie. Mußten die befallenen Nägel früher häufig noch gezogen werden, ist das heute in vielen Fällen nicht mehr notwendig.

Zu Beginn einer lokalen Behandlung werden abgestorbene und kranke Nagelteile soweit wie möglich entfernt, damit die lokal aufgetragenen Präparate besser wirken können. Zerstörte Nägel können aber auch mit Hilfe von harnstoffhaltigen Salbenverbänden aufgelöst werden. Dann werden regelmäßig lokal wirksame Präparate aufgetragen, beispielsweise mit dem Wirkstoff Naftifin. Außerdem gibt es die Möglichkeit, einen speziellen unsichtbaren Nagellack (Wirkstoff Amorolfin) regelmäßig auf die befallenen Nägel aufzutragen, der den Pilz nach einiger Zeit unschädlich macht. Sind äußerlich anwendbare Medikamente nicht wirksam, können Nagelpilze auch von innen bekämpft werden. Lokale und systemische Behandlungen wirken auf die biochemisch aktiven Strukturen des Nagels – vor allem auf die Keimplatte.

Mykosen der inneren Organe

Pilzbefall sollte immer rechtzeitig behandelt werden, da die Schmarotzer sonst beispielsweise durch Schleimhäute hindurchwachsen und in die Blutbahn gelangen. Auf diesem Wege können sie sich gleichmäßig im Körper verteilen und auch andere Organe befallen. Ist die Erkrankung bereits soweit fortgeschritten, muß mit einem systemisch wirksamen Präparat (z.B. Fluconazol, Itraconazol oder Ketoconazol), das entweder eingenommen oder per Infusion gegeben wird, behandelt werden. Gleichzeitig sollte aber auch der Nachschub gestoppt werden. Das heißt, eventuell vorhandene Pilznester, beispielsweise im Verdauungstrakt, sind gleichzeitig mit Natamycin oder Nystatin zu behandeln.

Pilzallergien

Erkrankungen, die nach Kontakt mit Pilzen oder deren Sporen durch eine allergische Reaktion hervorgerufen werden, können nicht mit einem Antimykotikum behandelt werden. Ausnahme ist ein Pilznest im Körper, das ein Mykid an einer davon fernen Stelle hervorruft. Hier ist der Einsatz eines Antimykotikums notwendig, um die Pilze zu beseitigen, dann verschwindet nämlich auch die dadurch erzeugte allergische Hautreaktion.

Gegen Pilzallergien werden häufig Antihistaminika oder Corticoide eingesetzt, die allerdings nur Symptome bekämpfen und zudem auch Nebenwirkungen haben. Besser ist es, die Allergene zu meiden. Dazu gehören vorbeugende Maßnahmen, wie regelmäßiges Lüften der Wohnung, um Schimmelbildung zu verhindern. Auch auf Haustiere reagieren die meisten Allergiker empfindlich. Sie sollten daher besser erst gar nicht angeschafft werden. Zimmerpflanzen, Gartenerde, Komposthaufen und Biotonnen sind ebenfalls Pilzquellen, die ein Pilzallergiker sicherheitshalber meiden sollte. Weiterhin sind Lebensmittel, die nachweislich zu einem Allergieschub führen, aus dem Speiseplan zu streichen.

Eine Möglichkeit, die mit dem Arzt besprochen werden sollte, ist der Versuch, eine Hyposensibilisierung (Desensibilisierung) durchzuführen. Dazu muß zunächst das Pilzallergen mit Hilfe eines Allergietests gefunden werden. Anschließend bekommt der Patient dieses Allergen regelmäßig über einen längeren Zeitraum in stark verdünnter Form unter die Haut gespritzt. Neuerdings ist eine orale Hyposensibilisierung verfügbar. Dabei bekommt der Patient das Allergen in Form von Tropfen auf die Zunge appliziert. Der Zeitraum der Hyposensibilisierung ist mit dem der subkutanen Form identisch. Im Verlauf der Behandlung nimmt die Allergenkonzentration stetig zu, bis keine allergischen Reaktionen mehr auftreten. Diese Behandlung ist allerdings nicht immer erfolgreich.

Welche Rolle spielt die Ernährung?

Um sich vermehren zu können, benötigen Pilze im Körper nicht nur eine feucht-warme Umgebung, sondern auch Nahrung. Sie ernähren sich von leicht verdaulichen Kohlenhydraten, wie Zucker. Bei der Zuckerverwertung erzeugen sie unerwünschte Stoffwechselprodukte, nämlich unter anderem Kohlendioxid, das im Darm unangenehme Blähungen verursacht, und Alkohol, der für ganz unterschiedliche Symptome, wie zum Beispiel ständige Müdigkeit oder Kopfschmerzen, verantwortlich ist. Dadurch, daß der Darmpilz – ähnlich wie das Insulin – in der Lage ist, den Blutzuckerspiegel zu senken, herrscht oft ein ständiger Heißhunger auf kohlenhydrathaltige Lebensmittel bzw. Süßes. Bei lang andauerndem Pilzbefall kann es dadurch zusätzlich zu einer ungewollt starken Gewichtszunahme kommen. Vor diesem Hintergrund wird deutlich, daß vor allem die extrem hartnäckigen Darmpilze, aber auch Pilze in der Scheide am wirkungsvollsten bekämpft werden können, wenn neben der medikamentösen Behandlung auch eine konsequente Diät durchgeführt wird.

Die Anti-Pilz-Diät

Falsche Ernährung ist zwar nicht die Ursache des Pilzbefalls, wohl aber ein begünstigender Faktor. Durch kurzzeitige Einschränkungen im Speiseplan kann den Schmarotzern im Körper aber die Nahrungsgrundlage entzogen werden. Es sei jedoch davor gewarnt, den Pilz nur „aushungern" zu wollen. Wird nämlich nicht gleichzeitig ein Antimykotikum verabreicht, kann er auf der Suche nach Nahrung sehr schnell durch die Darmschleimhaut hindurchwachsen und sich im Blutgefäßsystem und in anderen Organen ausbreiten.

Bei der Umstellung des Speiseplanes gelten im Prinzip ähnliche Empfehlungen wie bei der Vollwerternährung. Das heißt, in Gemüse und Salaten kann geschwelgt werden, vorausgesetzt die Zutaten werden frisch und schonend zubereitet. Dabei gründliches Waschen nicht vergessen, um eine erneute Infektion auszuschließen. Konserven und Fertiggerichte sowie -soßen – zum Beispiel Ketchup – sollten dagegen, solange der Pilz noch nicht beseitigt ist, gemieden werden, da diese Produkte im allgemeinen sehr viel Zucker enthalten.

Generell sollte auf alles verzichtet werden, was Zucker oder Haushaltsmehl enthält. Dazu gehören neben Honig, Marmelade, Trockenfrüchten und Süßigkeiten auch Kuchen, Kekse, geschälter, weißer Reis, weiße Nudeln, Brötchen und Weißbrot. Tabu sind außerdem Alkoholika, Limonaden, Fruchtjoghurt sowie Milchmixgetränke, Obstsäfte und süßes Obst. Es spielt keine Rolle, ob der Zuckeranteil in den Lebensmitteln hoch oder niedrig ist. Zur Sicherheit sollten Sie deshalb auf fertigen Produkten immer die Zutatenliste kontrollieren. Zucker versteckt sich nämlich auch hinter den Begriffen Glucose (Traubenzucker), Fructose (Fruchtzucker), Maltose (Malzzucker), Maltodextrin und Glucosesirup. Lactose (Milchzucker) ist dagegen ungefährlich, sie kann von den Pilzen nicht verwertet werden, ernährt dafür aber die darmfreundlichen Bakterien. Stärke gehört ebenfalls zu den Kohlenhydraten, kann jedoch aufgrund ihres kompakten Aufbaus nicht so leicht von den Pilzen verwertet werden. Die Aufspaltung in kleinere Zuckermoleküle geschieht nur langsam. Trotzdem sind stärkehaltige Fertigprodukte und Produkte, die weißes Haushaltsmehl enthalten, zu meiden. Wird Stärke dagegen im Verbund mit Ballaststoffen aufgenommen, haben Pilze kaum Zeit, um daraus ihre Nahrung zu gewinnen. Durch einen hohen Ballaststoffanteil in der Nahrung wird der Speisebrei nämlich schnell weitertransportiert. Zudem behindern Ballaststoffe den Abbau zu Zucker.

Auf dem Anti-Pilz-Speiseplan sind deshalb auch erlaubt: Vollkornbrot, Fleisch, Geflügel, Meeresfrüchte, Süßwasserfische, Eier, ungesüßte Milchprodukte, Nüsse, Sojaprodukte, pflanzliche Fette und Öle, Butter sowie Mineralwasser, ungesüßte Kräutertees, frische Gemüsesäfte, Kaffee und Tee. Besonders hilfreich bei der Hefepilzbekämpfung ist der regelmäßige Verzehr von Joghurt mit lebenden Bakterienkulturen, Buttermilch, Zwiebeln, Lauch, Rettich und Knoblauch sowie Sauerkraut und Meerrettich. Diese Lebensmittel unterstützen zusätzlich den Aufbau einer gesunden Darmflora.

Ist der Pilz besiegt, sollte Obst natürlich wieder auf dem Speiseplan stehen, da es ein wichtiger Vitaminlieferant ist. Es empfiehlt sich aber auch weiterhin, auf isolierten Zucker, Weißmehl sowie auf Produkte, in denen diese Zutaten enthalten sind, zu verzichten. Durch eine abwechslungsreiche, gesunde Ernährung wird nicht nur einem erneuten Pilzbefall vorgebeugt, sondern es können auch überflüssige Pfunde abgebaut werden. Vitamin- und Mineralstoffpillen sind in der Regel dabei nicht notwendig; dies kostet unnötig Geld und kann zudem im ungünstigen Fall den Stoffwechsel durcheinanderbringen. Eine Ausnahme bilden aber Personen mit einem höheren Bedarf, der sich oft nicht über Lebensmittel decken läßt. Zu diesem Kreis zählen Schwangere, Stillende, Kinder, alte Menschen, Hochleistungssportler, Kranke sowie Alkoholiker. Ob ein Vitamin- oder Mineralstoffmangel vorliegt, kann allerdings nur der Arzt entscheiden.

Erlaubte Lebensmittel

Gemüse (frisch + tiefgefroren)
Kartoffeln
Zwiebeln
Knoblauch
Meerrettich
Sauerkraut ohne Zucker

Eier
Fisch
Fleisch
Fleischaufschnitt

Milch
Quark
Dickmilch
Naturjoghurt mit lebenden Kulturen
Sahne
Crème fraîche
Käse
Tofu
Sojamilch

Vollkornbrote mit Sauerteig gebacken
Vollkornmehle
Vollkorngrieß
Nüsse
Leinsamen
Sesam
Sonnenblumenkerne

Klare Brühen
Essig
Senf ohne Zucker
Ketchup ohne Zucker
Majonnaise ohne Zucker
echtes Kakaopulver
Gelatine
in Maßen Süßstoff

Pflanzenöle
Pflanzenmargarine
Butter

Gemüsesäfte ohne Zucker
Mineralwasser
Kräutertees
schwarzer Tee (mäßig)
Kaffee (mäßig)
Diätlimonade mit Süßstoff (mäßig)

Verbotene Lebensmittel

Früchte
Obstkonserven
Diabetiker Obstkonserven
Gemüsekonserven mit Zucker

Dauerwurstsorten mit Honig oder Zucker
paniertes Fleisch
Fischkonserven
Fischmarinaden
panierter Fisch

Fruchtjoghurt
Fruchtquark
süße Milchmixgetränke

Weißreis
Eiernudeln
Weißbrot
Brötchen
alle weißen Mehle
Speisestärke (Soßenbinder)
Weichweizengrieß
Sago
Fertigmüsli mit Zucker /Trockenfrüchten

Trockenfrüchte
Zuckerrübensirup
Birnen-/Apfeldicksaft
Konfitüre
Honig
Zucker
Brauner Zucker
Fruchtzucker
Traubenzucker
Diabetiker-Kuchen, Kekse + Süßigkeiten
Kuchen
Kekse
Süßigkeiten
Eis

Cremesuppen
stärkehaltige Fertigsoßen
Pulver für Kartoffelklöße und Kartoffelpürree
Ketchup mit Zucker
Sojasoße

Limonaden mit Zucker
Obstsäfte
Alkohol

Lebensmittel, die bei einer Anti-Pilz-Diät erlaubt bzw. verboten sind

Hygienemaßnahmen

Zu einer erfolgreichen Anti-Pilz-Therapie gehören natürlich auch entsprechende hygienische Maßnahmen, um einerseits eine erneute Infektion und andererseits eine mögliche Infektion anderer Menschen zu verhindern. Was im einzelnen zu beachten ist, richtet sich unter anderem danach, wo der Pilzherd sitzt.

Hygiene des Intimbereiches

Pilze finden im gesamten Intimbereich meist sehr gute Wachstumsbedingungen vor. Aufgrund der anatomischen Gegebenheiten ist eine Ansteckung der Scheide besonders leicht bei bestehender Pilzinfektion im Darm möglich. Diese Gefahr kann aber durch entsprechende Hygiene gebannt werden. Dazu gehört zunächst nach jedem Stuhlgang eine gründliche, aber vorsichtige Reinigung mit Toilettenpapier. Achtung: Nur von vorn nach hinten abwischen, sonst gelangen die Keime in die Scheide. Anschließend am besten noch mit lauwarmem Wasser abspülen. Zusätzlich kann eine milde, unparfümierte Seife verwendet werden. Scheidenspülungen sollten auf keinen Fall durchgeführt werden, weil dadurch das schützende Scheidenmilieu zerstört wird und Krankheitserreger tief in die Scheide gelangen können. Nach dem Waschen sorgfältig, aber vorsichtig abtrocknen. Wer mag, kann dazu auch einen Fön verwenden: Er trocknet die entzündete Haut schonender. Die Handtücher für den Genital- und Analbereich täglich wechseln und auskochen. Auch Unterwäsche, die nicht aus Synthetik, sondern aus luftiger Baumwolle bestehen sollte, muß täglich gewechselt und in der Kochwäsche gereinigt werden. Um die Analregion möglichst auch während des Tages trokken zu halten, kann eine dünne Einlage aus saugfähigem Material zwischen den Pobacken getragen werden, die regelmäßig gewechselt werden sollte.

Fußhygiene

Wer Fußpilz hat, sollte möglichst bis zur Abheilung öffentliche Plätze, wie Schwimmbäder oder Sporthallen, an denen barfuß gelaufen wird, meiden. Es besteht sonst die Gefahr, daß sich andere Menschen anstecken. Wer nicht darauf verzichten will, sollte zumindest Badeschuhe tragen. Auch zu Hause sollten überall Strumpfsocken getragen werden, und zwar auch im Bett, damit der Pilz nicht über die Bettwäsche auf andere Körperteile übertragen wird. Die Strümpfe sollten aus luftigem, saugfähigem und heiß waschbarem Baumwollmaterial bestehen und täglich gewechselt werden. Um den Pilz ganz sicher zu vernichten, die Strümpfe erst desinfizieren und anschließend heiß waschen. Schuhe während der Behandlungszeit ebenfalls regelmäßig desinfizieren und auslüften. Außerdem sollte nicht jeden Tag dasselbe Paar getragen werden. Die Schuhe möglichst mit anderen Paaren umschichtig wechseln. Allgemein gilt: Auf jeden Fall luftundurchlässige, zu enge Schuhe vermeiden, die den Fuß einschnüren und nicht „atmen“ lassen. Turnschuhe und Gummistiefel sind deshalb „Gift“ für die Füße. Nach jeder Fußwäsche die Zehenzwischenräume gut abtrocknen. Dafür ein separates Handtuch verwenden, damit der Pilz nicht auch auf andere Körperteile übertragen wird. Auch dieses Handtuch sollte jeden Tag bzw. alle zwei Tage gewechselt und gleichfalls ausgekocht werden. Anschließend eventuell Watte oder Mullstreifen in die Zwischenräume legen, damit sich keine Feuchtigkeit entwickeln bzw. halten kann.

Hygiene der Haut und der Haare

Heiße Vollbäder sollten möglichst vermieden werden, da sie die Haut nur zusätzlich strapazieren und austrocknen. Das bedeutet jedoch nicht, daß auf eine regelmäßige Reinigung verzichtet werden muß. Morgens und abends am besten mit lauwarmem Wasser kurz abduschen. Bei sehr empfindlicher Haut reicht eine Dusche am Tag aus. Das Einseifen des gesamten Körpers muß allerdings nicht jedesmal sein. Alle zwei Tage ist vollkommen ausreichend. Auch hierfür sollte eine milde, ph-neutrale oder saure Seife ohne Parfüm und sonstige Zusatzstoffe verwendet werden. Die betroffenen Hautfalten anschließend gut abtrocknen. Die Handtücher täglich wechseln und auskochen. Wäsche, die direkt mit dem Körper in Kontakt kommt, ebenfalls täglich wechseln und Kochen. Alles, was keine hohen Temperaturen verträgt, vorher desinfizieren. Auch die Körperwäsche sollte aus luftigen Naturmaterialien bestehen. Schweißentwicklung sowie Feuchtigkeitsstau muß vermieden werden, deshalb nicht zu warme bzw. zu enge Kleidung tragen.

Bei Haarmykosen empfiehlt es sich, zusätzlich zur medikamentösen Therapie die Haare möglichst kurz zu schneiden. Kämme und Bürsten sollten regelmäßig desinfiziert und Handtücher im Kochwaschgang gewaschen werden.

Mundhygiene

Wenn das Gebiß gepflegt und gesund ist, können sich Pilze in der Regel nicht in der Mundhöhle halten und vermehren. Erst ein ungepflegtes Gebiß bietet den Pilzen genügend Halt und Nahrung. Zähne sollten deshalb gegebenenfalls begleitend bzw. im Anschluß an die Pilztherapie durch den Zahnarzt saniert werden. Karies, Zahnstein oder eventuell vorhandene Parodontose müssen beseitigt werden, um eine erneute Infektion zu vermeiden.

Die (eigene) Zahnbürste ist das wichtigste Hilfsmittel für die tägliche Pflege. Sie sollte übrigens, wenn die Borsten verbogen sind, spätestens aber alle zwei bis drei Monate, gegen eine neue ausgetauscht werden. Zu alte Zahnbürsten reinigen nicht mehr ausreichend und verletzen das Zahnfleisch leichter. Außerdem sind sie ein optimaler Nistplatz für Bakterien. Deshalb am besten immer auch nach einer überstandenen Erkältung oder Grippe auswechseln.

Der Bürstenkopf einer guten Zahnbürste sollte etwa zwei bis 2,5 Zentimeter lang sein, damit er alle Ecken erreicht und nirgendwo anstößt. Wichtig ist dabei, daß die Borsten oben abgerundet sind, um das Zahnfleisch nicht zu verletzen. Naturborsten sind nicht zu empfehlen, da sie unterschiedlich dick und nicht fest genug sind. Sie halten im Gegensatz zu den Kunststoffborsten dem beim Putzen notwendigen hohen Druck nicht stand. Außerdem können sich in den hohlen Naturborsten Krankheitserreger ansiedeln und vermehren. Bewährt haben sich mittelharte, sogenannte Multituft-Bürsten. Der Bürstenkopf ist hierbei mit vielen eng- und geradestehenden Borsten besetzt. Letztes Kriterium ist der Bürstenstiel. Egal, ob gerade oder leicht gebogen, Hauptsache er liegt bequem in der Hand und jeder Zahn kann beim Putzen erreicht werden.

Was häufig vergessen wird, ist die sorgfältige Pflege der Zahnzwischenräume, denn dort kommt die Bürste nicht immer ausreichend hin. Der Handel bietet hierzu gewachste und ungewachste Zahnseiden sowie medizinische Zahnhölzer und Interdental-Bürstchen für die größeren Zwischenräume an. Eine Mundusche kann diese Produkte nicht ersetzen, da der feine, harte Wasserstrahl nur Speisereste, nicht aber festsitzende Plaque aus den Zahnzwischenräumen entfernt. Sie ist also nicht zwingend notwendig.

Der Zahnpasta wird stets zuviel Wichtigkeit beigemessen, denn eigentlich kann ohne weiteres auf sie verzichtet werden. Langes sorgfältiges Bürsten und gründliches Spülen reichen im Prinzip aus, um Zahnbeläge zu entfernen. Warum gibt es dann aber Zahnpasta? Zum einen, weil uns die Aroma- und Geschmacksstoffe ein frisches, gepflegtes Gefühl vermitteln, und zum anderen ist Zahnpasta ein Hilfsmittel, das die Bürste bei ihrer Reinigung unterstützt. Die in ihr enthaltenen kleinen Schmirgelkörper verkürzen die Putzzeit erheblich. Außerdem enthalten die meisten Zahnpasten Fluoride, die den Zahnschmelz härten und so gegen Karies schützen sollen. Sie können allerdings nur bei längerem Zähneputzen wirksam werden. Mundwässer/Sprays gegen Zahnbelag oder Mundgeruch sind unsinnig, denn Plaque können sie nicht entfernen. Auch lästiger Geruch verschwindet nur vorübergehend. Zudem sind sie problematisch, weil sie bei Daueranwendung die gesunde Mundflora zerstören.

Die Zahnbürste sollte möglichst immer nach den Mahlzeiten zum Einsatz kommen, und zwar mindestens drei Minuten lang. Am wichtigsten ist das Putzen nach dem Frühstück und vor dem Schlafengehen, damit die Säuren und Bakterien keine Chance haben, stundenlang ungestört auf den Zahnschmelz einzuwirken. Geputzt werden die inneren und äußeren Zahnflächen immer vom Zahnfleisch zum Zahn hin (Rot-Weiß-Methode). Die Bürste wird dabei systematisch mit auswischenden, eventuell auch leicht kreisenden Bewegungen unter Druck geführt. Falsch ist das Putzen in Querrichtung. Auf den Kauflächen kann die Bürste dann kreuz und quer hin und herfahren. Nach dem Putzen gut ausspülen, am besten mit warmem Wasser. Danach sollte die vorsichtige Reinigung der Zwischenräume mit Zahnseide erfolgen. Sie darf nicht ins Zahnfleisch einschneiden, weil es sich sonst entzünden und zurückbilden kann.

Während der Pilzbehandlung die Zahnbürsten ungefähr alle zwei Wochen wechseln, da sich die Schmarotzer im feucht-warmen Klima besonders wohl fühlen und vermehren. Zusätzlich kann die Zahnbürste auch in eine ungiftige Desinfektionslösung gestellt werden. Nach Abschluß der Therapie und nachgewiesener Pilzfreiheit sollte die Zahnbürste ebenfalls ausgewechselt werden.

Auch das Gebiß von Prothesenträgern muß natürlich regelmäßig und sorgfältig, mindestens morgens und abends, mit der Zahnbürste gereinigt und zudem über Nacht in ein desinfizierendes Mundwasser gelegt werden.

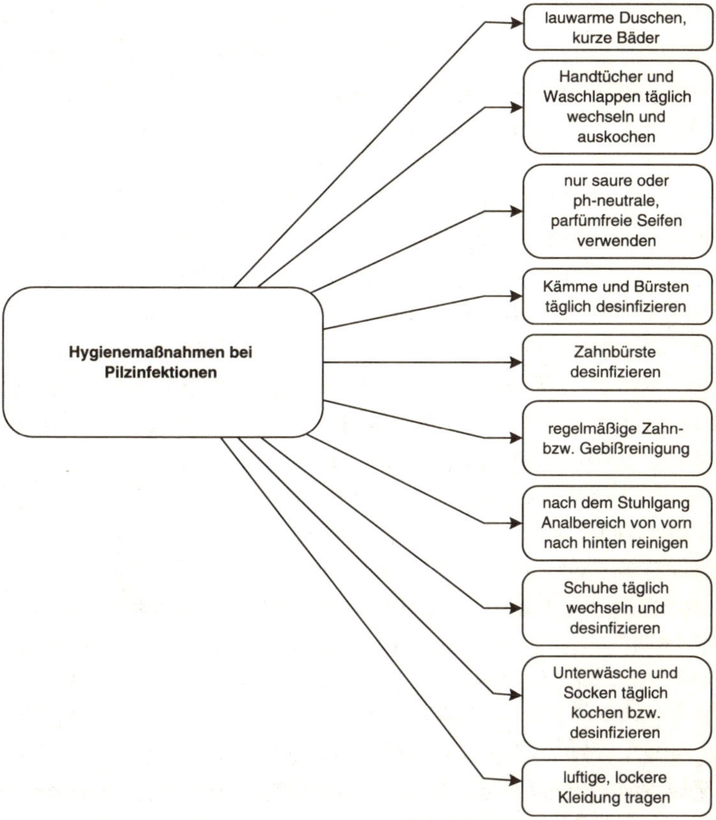

Hygienemaßnahmen auf einen Blick

Gibt es Hilfen aus der Naturheilkunde?

Eine wirksame Pilzbekämpfung allein durch Naturheilverfahren gibt es nicht. Dafür müssen nach wie vor die herkömmlichen, im allgemeinen aber sehr wirksamen Anti-Pilz-Medikamente eingesetzt werden. Allerdings kann die medikamentöse Therapie unterstützt werden, wenn Sie zusätzlich pflanzliche Präparate zur Stärkung des Immunsystems einnehmen. Zu den sogenannten pflanzlichen Immunstimulanzien, die es rezeptfrei in der Apotheke gibt, zählen

Extrakte aus dem Sonnenhut (Echinacea) oder dem Lebensbaum (Thuja).

Ein anderes immunstimulierendes Präparat und gleichzeitig natürliches Heilmittel ist Propolis (Kittharz). Es war den Heilkundigen schon im ersten Jahrhundert nach Christus bekannt, geriet dann aber wieder in Vergessenheit, bis es Anfang des 20. Jahrhunderts wiederentdeckt wurde. Die Bienen gewinnen Propolis, indem sie Baumharze, Blütensäfte und Pollen sammeln und mit ihrem Drüsensekret vermengen. Sämtliche Ritzen und Spalten ihrer Behausung werden dann damit abgedichtet und verschlossen. Auch die Brutwaben kleiden sie damit aus; Eindringlinge werden mit Kittharz mumifiziert. Propolis enthält Harze, Balsam, Wachs, ätherische Öle, Pollen und unlösliche Bestandteile, je nach Region in unterschiedlich hohen Anteilen. Weitere Inhaltsstoffe sind Flavonoide, Gerb- und Farbstoffe, Vitamine, Spurenelemente, Fette, Aminosäuren, organische Säuren, Hormone, Enzyme und antibiotisch wirksame Stoffe. Das Besondere am Kittharz ist seine bakterien-, viren- und pilzabtötende Wirkung. Damit haben es die Bienen geschafft, Krankheiten fernzuhalten und ihre Art bislang mehr als 40 Millionen Jahre zu erhalten.

Die dunkelbraune, stark aromatisch riechende Propolis kann lange Zeit dunkel gelagert werden, ohne an Wirksamkeit zu verlieren. Die hochwirksamen Inhaltsstoffe stärken das menschliche Immunsystem, unterstützen die körpereigene Abwehr im Kampf gegen Bakterien, Pilze und einige Viren und beschleunigen die Wundheilung. Außerdem fördert Propolis die Durchblutung, wirkt entzündungshemmend und desinfizierend. Allein oder kombiniert können Propolisprodukte äußerlich bei verschiedenen Hautkrankheiten und Wunden oder innerlich zum Beispiel bei Infektionen, Allergien und Kreislauferkrankungen angewendet werden. Propolis ist im allgemeinen gut verträglich. Empfindliche Menschen können auf die Pollenanteile im Propolis allergisch reagieren.

Fußpilzbehandlung natürlich unterstützen

Begleitend zur Therapie können bei Bedarf Fußbäder mit Rosmarin, Eichenrinde oder Zinnkraut durchgeführt werden. Rosmarin wirkt dabei schmerzlindernd, Zinnkraut fördert die Wundheilung, und Eichenrinde vermindert die Sekretabsonderung stark nässender Hautbereiche.

Natürliche Scheiden- und Darmflora wiederherstellen

Damit sich die Pilze nach abgeschlossener Behandlung nicht sofort wieder in der Scheide oder im Darm ansiedeln, sollte die natürliche Bakterienflora wiederaufgebaut werden. Hierfür stehen spezielle Fertigpräparate rezeptfrei aus der Apotheke zur Verfügung. Sie enthalten sogenannte Döderleinbakterien, die auch in der Scheide bzw. im Darm leben. Billiger ist es allerdings, wenn viel Joghurt mit noch lebenden Bakterienkulturen (Bifidus- bzw. Acidophilusbakterien) verzehrt wird. Ein in Joghurt getauchter Tampon kann helfen, die ursprüngliche Scheidenflora wiederherzustellen. Er sollte dazu abends vor dem Schlafengehen möglichst tief in der Scheide plaziert werden und über Nacht dort bleiben.

Schmerzhafte Entzündungen in der Scheide oder im Afterbereich können außerdem durch Sitzbäder mit Kamille gelindert werden. Kamille enthält unter anderem ätherisches Öl, Harz, Bitterstoffe sowie organische Säuren und wirkt auf Haut und Schleimhäute entzündungshemmend, wundheilungsfördernd und beruhigend.

Linderung von Entzündungen bei Hautpilz oder Windeldermatitis

Umschläge aus Kamillentee oder fertige Kamillenpräparate in Form von Salben oder Gelen lindern Entzündungen auf der Haut. Bei Windeldermatitis helfen außerdem Mullumschläge, die zuvor in einen Sud aus Zinnkraut getaucht werden, oder Sitzbäder in Kamille.

Entzündungsbehandlung bei Mundsoor

Bei Entzündungen in der Mundhöhle und im Rachen können Sie mit Kamillen- oder Salbeiaufgüssen gurgeln oder den Mund spülen. Salbei enthält ätherische Öle, Kampfer, Gerb- und Bitterstoffe sowie zahlreiche andere Stoffe. Er wirkt äußerlich, aber auch innerlich – als Tee oder Tinktur – entzündungshemmend sowie schweißtreibend, blutreinigend und fördert die Schleimabsonderung.

Reicht es, nur Pilzinfizierte zu behandeln?

Grundsätzlich müssen Partner, Familienangehörige oder andere Mitbewohner ebenfalls behandelt werden, wenn auch bei ihnen Symptome einer Pilzerkrankung festzustellen sind. Dadurch kann eine mögliche Ausbreitung der Pilze im oder auf dem Körper verhindert werden (siehe dazu auch „Das Badezimmer“, Seite 95).

Der Partner wird häufig nur dann mitbehandelt, wenn die Frau unter einer Scheideninfektion leidet. Sollte der Arzt nicht von sich aus eine Mitbehandlung vorschlagen, ist es ratsam, ihn darauf anzusprechen und gegebenenfalls auf der Mitbehandlung zu bestehen. Dies empfiehlt sich sich vor allem dann, wenn der Scheidenpilz immer wiederkommt. Dadurch kann verhindert werden, daß die Frau möglicherweise durch ihren Partner immer wieder neu angesteckt wird. Männer können nämlich Pilzträger und damit auch Überträger sein, ohne selbst zu erkranken.

Auch die Seele braucht Hilfe

Viele Patienten schämen sich, wenn sie erfahren, daß sie unter einer Pilzinfektion leiden, und haben unter Umständen Angst, offen mit ihrem Partner darüber zu sprechen. Wird es aber verheimlicht, kann das sehr belastend für den Patienten sein. Ständig müssen Ausreden gefunden werden, warum man sich im Badezimmer einschließt oder aus welchem Grund keine Lust mehr zum Geschlechtsverkehr vorhanden ist. Auch kann es passieren, daß ein offenes Wort über die Erkrankung Vorwürfe, Verdächtigungen und Ablehnung beim Partner hervorruft. Damit solche Situationen vermieden werden, ist es wichtig, daß der Arzt nicht nur den Patienten, sondern auch dessen Partner umfassend über eine Pilzinfektion informiert, um mögliche Befürchtungen und Ängste aus dem Wege zu räumen.

Seelischen Beistand brauchen vor allem auch jene Menschen, die immer wieder unter Pilzinfektionen leiden. Zu ihrer eigenen Verzweiflung kommt häufig noch hinzu, daß der Partner irgendwann kein Verständnis mehr für die Krankheit des anderen aufbringt. Depressive Stimmungslagen sind hier vorprogrammiert, was die Situation noch mehr belastet. Egal welchen Ursprung seelische Belastungen haben, sie können den Verlauf einer Behandlung und ihren Erfolg enorm behindern. Manchmal ist hier die Ursache für einen häufig wiederkehrenden Pilzbefall zu suchen. Wer nämlich ständig unter seelischem Druck steht, schwächt sein Immunsystem. Um seelische Belastungen und Streß abzubauen beziehungsweise eine positive Lebenseinstellung wiederzuerlangen, gibt es verschiedene Möglichkeiten. Zwei sollen hier näher erläutert werden.

Entspannung und Streßbewältigung durch Hypnose

Sie hat nichts mit Zauberei oder Mystik zu tun. Im Gegenteil: Der Hypnotiseur benutzt eine Technik, um Menschen in einen veränderten Bewußtseinszustand – zwischen Wachen und Schlafen – zu versetzen. Hypnose kanalisiert das Bewußtsein und aktiviert das Unterbewußtsein. Gehör und Wahrnehmung arbeiten weiter, aber das Gehörte nimmt der Hypnotisierte nur unbewußt wahr. Geräusche und Vorgänge werden gefiltert. Statt dessen rücken vergangene Erlebnisse, Eindrücke und Gefühle aus dem Unterbewußtsein in den Vordergrund. Hypnose sensibilisiert, wodurch sich Aufnahmebereitschaft und Beeinflußbarkeit erhöhen. Therapeuten benutzen bildhafte Suggestionen (Eingebungen), um dem Patienten eine stärkere Konzentration auf das eigene „Ich" zu ermöglichen. Mit Hilfe der Suggestionen, die ins Unterbewußtsein gelangen, ist der Patient in der Lage, sich selbst zu heilen oder seine positive Lebenseinstellung wiederzugewinnen. Hypnosetherapie hilft meist schneller und vor allem dort, wo andere Methoden nicht mehr helfen. Sinnvoll und wirksam ist Hypnose allerdings nur, wenn der Patient keine Angst vor der Behandlung hat. Er muß wissen, worum es bei der Hypnose geht und was abläuft. Vor allem muß er selbst mitarbeiten. Die Hypnose schadet nicht, wenn der Therapeut umsichtig und gut ausgebildet ist.

Bis auf wenige Ausnahmen kann Hypnose bei allen Menschen angewendet werden. Zu den Ausnahmen gehören: Geisteskrankheiten, Personen mit Herzrhythmusstörungen und Menschen, die in ihrer Kindheit eine andere Sprache gesprochen haben, da die Hypnose hier wirkungslos ist und Komplikationen auftreten können. Menschen in Hypnose sind übrigens nicht machtlos, wie viele glauben. Gefühle, Gedanken und Willenskraft sind nicht ausgeschaltet. Hypnotisierte tun nichts, was sie sonst ablehnen, es sei denn, Medikamente unterdrücken die Willenskraft. Das heißt: Keinem Menschen kann in Hypnose suggeriert werden, sich zu entkleiden, zu stehlen oder gar zu töten – es sei denn, derjenige würde es auch ohne Hypnose tun. Wem in Hypnose Suggestionen unangenehm oder bedrohlich erscheinen, kann jederzeit selbst die Hypnose beenden. Wie, das bespricht ein seriöser Therapeut mit ihm vor der Hypnose.

Unser Denken und Verhalten wird durch positive und negative Suggestionen unserer Eltern, Freunde, Arbeitskollegen und durch die Medien geprägt. Von Leitbildern übernehmen wir deren Fehlverhalten – ohne nachzudenken. Die eigene Veranlagung tritt dabei häufig in den Hintergrund. In unserer Gesellschaft ist alles auf Leistung ausgerichtet. Schon als Kind lernen wir, daß Gefühle keinen Platz haben. Ständig sind wir gezwungen, sie zu unterdrücken. Das Ungleichgewicht zwischen Gefühl und Verstand ist die Grundlage psychosomatischer Erkrankungen. Unterdrückte Gefühle – eingesperrt in die Seele des Menschen – müssen irgendwann befreit werden. Geschieht das nicht, suchen sie sich ihren eigenen Weg, um die Seele von der Last zu befreien. Die Folge sind körperliche Beschwerden oder Krankheiten: Magenbeschwerden, Rücken- oder Kopfschmerzen (Migräne) und vieles mehr. Den Patienten ist ihr gefühlsarmes Leben meist nicht bewußt, so daß sie mit ihren Beschwerden zunächst einen Facharzt oder den Hausarzt aufsuchen. Häufig bleiben bei der Untersuchung seelische Ursachen im dunkeln, wodurch das Leiden vieler Patienten oft Jahre dauert. Sie schlucken Medikamente, aber die erhoffte Heilung bleibt aus.

Das Ergebnis der Hypnosetherapie ist unabhängig von der Hypnosetiefe. Es gibt Patienten, die in leichter Hypnose empfänglicher für Suggestionen sind. Andere wiederum sind in tiefer Hypnose empfänglicher. Während der Hypnose kann der Therapeut im Dialog mit dem Patienten stehen, aber auch längere Monologe sprechen. Er suggeriert sogenannte direkte und indirekte Anweisungen, die er im Vorgespräch mit dem Patienten vereinbart hat. Verwendet werden dabei nur positive Formulierungen. Diese bewirken beispielsweise, daß das Selbstvertrauen und die Ausgeglichenheit gestärkt werden. Man kann aber auch auf das Krankheitssymptom bezogene Suggestionen sprechen, so können beispielsweise Schmerzen ausgeschaltet bzw. als Wärme empfunden werden. Während der Behandlung muß der Therapeut auf unbewußte Reaktionen achten, die anzeigen, was der Patient empfindet und wie er diesen Suggestionen folgt.

Am Ende der Behandlung, die zwischen 30 und 50 Minuten dauern kann, gibt der Therapeut dem Patienten einen

Weckauftrag, der die Hypnose beendet. Ohne Weckauftrag würde der Patient zwar von selbst, aber erst viel später aufwachen. Danach findet ein weiteres Gespräch statt, um über die Hypnoseerlebnisse und Gefühle des Patienten zu sprechen. Die Dauer der Vor- und Nachgespräche sowie die Häufigkeit der Hypnosebehandlungen ist abhängig vom Patienten. Das Erlernen der Selbsthypnose ist ein weiteres Ziel jeder Behandlung. Der Patient soll Hypnose jederzeit bei Bedarf – unabhängig von einem Therapeuten – auch zu Hause anwenden können. Hierfür gibt es verschiedene Medien, z.B. Tonbandkassetten oder CDs, mit deren Hilfe der Patient die sogenannte Stereo-Tiefensuggestion nach Dr. Arnt Stein zu Hause anwenden kann.

Therapeuten, die mit Hypnose arbeiten, sollten einerseits eine psychologische Vorbildung haben, wie zum Beispiel Ärzte (Psychiater, Neurologen) oder Diplom-Psychologen, und andererseits eine Zusatzausbildung im Bereich Hypnose aufweisen können. Diese Voraussetzungen sind notwendig, um bei Komplikationen während der Hypnose richtig eingreifen zu können. Komplikationen können beispielsweise auftreten, wenn der Patient an vergessene, negative Erlebnisse stößt.

Entspannung und Streßbewältigung durch autogenes Training

Eine Möglichkeit, negativen, krankmachenden Streß abzubauen, ist das autogene Training. Es ähnelt in gewisser Weise der Hypnose. Hierbei wird allerdings ohne fremde Hilfe und ganz bewußt eine tiefe Entspannung durch Autosuggestion herbeigeführt. So lassen sich dann Muskelspannung, Atmung und Hautdurchblutung beeinflussen. Die Vorteile dieser Methode liegen vor allem darin, daß eine positive Lebenseinstellung gefördert wird und durch Konzentration auf bestimmte Körperbereiche störende Reize ausgeschaltet werden können. Negativer Streß hat so keine Chance mehr, die körpereigene Abwehr zu schwächen.

Autogenes Training kann weiterhin die Konzentration und Lernfähigkeit verbessern helfen, die Durchblutung von kalten Händen und Füßen fördern, Schlafstörungen beseitigen, Angst, Niedergeschlagenheit und Nervosität vermindern und wirkt unterstützend zum Beispiel bei der Zigaretten- oder Alkoholentwöhnung. Diese Entspannungstechnik ist übrigens nicht nur auf die eigenen vier Wände beschränkt, sondern kann in einer ruhigen Minute auch am Arbeitsplatz durchgeführt werden, so daß Körper und Seele innerhalb kurzer Zeit wieder regeneriert und erfrischt sind. Um in den Zustand der Entspannung zu kommen, suchen Sie sich eine bequeme Position im Sitzen oder Liegen und schließen die Augen. Jetzt konzentrieren Sie sich auf einfache, möglichst kurze, positive Formeln, wie zum Beispiel „Ich bin ganz ruhig". Die einzelnen Formeln werden so lange im Geist wiederholt, bis Sie wirklich ruhig sind. Am Ende jeder Übung geben Sie sich selbst möglichst immer die gleichen Befehle, die Sie aus der tiefen Entspannung zurückholen sollen.

Wer sich für das autogene Training interessiert, für den empfiehlt sich der Besuch eines Einführungskurses, bei dem die notwendigen Anleitungen gegeben werden.

Pilzerkrankungen vorbeugen

Eine absolut sichere Vorbeugung gibt es nicht. Die Chance zu erkranken sinkt aber, je intakter die äußeren Barrieren Haut und Schleimhäute sind und je besser die menschliche Abwehr – das Immunsystem – funktioniert. Bietet der Mensch den Pilzen zudem schlechte Lebensbedingungen, haben die Schmarotzer keine Möglichkeit sich zu vermehren. Wer zusätzlich noch den Kontakt mit potentiellen Pilzquellen meidet, hat bereits viel für seine Gesundheit getan.

Haut und Schleimhäute intakt halten

Zunächst ist es wichtig, daß den Pilzen das Einnisten auf Haut, Schleimhäuten oder Nägeln und damit auch ein Eindringen in den Körper erschwert sowie die Vermehrung unmöglich gemacht wird. Zu diesem Zweck müssen alle haut- und schleimhautschädigenden Einflüsse sowie ein feucht-warmes Klima vermieden werden. Hierzu zählt übertriebene Körperhygiene, denn heißes Wasser und alkalische Reinigungsmittel entfetten die Haut und zerstören den Säureschutzmantel. Waschen Sie sich am besten mit lauwarmem Wasser und einer ph-neutralen Seife ohne Zusatzstoffe und Parfüm und verwenden Sie keine Waschlappen.

Frauen, die regelmäßig Slipeinlagen tragen, sollten daran denken, daß dadurch ein feucht-warmes, pilzfreundliches Klima entsteht, vor allem, wenn die Einlagen auf der Unterseite mit einer Plastikfolie versehen sind. Auf parfümierte Slipeinlagen reagieren viele Frauen zudem mit Hautreizungen.

Tampons sollten nicht zu häufig gewechselt werden, da die Scheidenschleimhaut sonst zu trocken ist. Ohne das schützende Schleimhautsekret können sich Pilze leichter ansiedeln. Zu selten dürfen Tampons allerdings auch nicht gewechselt werden, da sich sonst Giftstoffe bilden können. Am besten sollten Frauen sich nach der Menstruationsstärke richten und in den ersten Tagen größere Tampons verwenden, bei geringerer Blutung dann kleinere oder eine Binde.

Zu vermeiden sind außerdem zu enge, scheuernde bzw. luftundurchlässige Kleidung, dazu zählen auch Unterwäsche und Schuhe. Sie können Haut- bzw. Schleimhautreizungen verursachen und sorgen ebenfalls für optimales Pilzklima.

Pilzentwicklung verhindern und Kontakt mit Pilzquellen vermeiden

Weiterhin gilt es, den Kontakt mit potentiellen Pilzquellen beziehungsweise -überträgern zu reduzieren oder zu meiden. Das ist nicht immer einfach, denn Pilze und Pilzsporen begegnen uns nahezu überall in der Umwelt. Damit die Pilzbelastung in den eigenen vier Wänden möglichst niedrig bleibt, sollte die Wohnung regelmäßig mehrmals am Tag für einige Minuten durchgelüftet werden. Das ist besonders bei Neubauten mit luftdichter Isolierverglasung wichtig. Sie lassen nämlich im Gegensatz zu alten Fenstern keine Luftzirkulation zu. Lüften Sie auch direkt nach dem Duschen, Baden oder Kochen. Im Winter ist zusätzlich darauf zu achten, daß Küche und Schlafzimmer nicht ganz ungeheizt bleiben, sonst werden die Wände schnell feucht. Ist der Keller nicht beheizbar, sollte auch hier regelmäßig gelüftet werden. Pilze entwickeln sich gern an den Wänden, sowohl vor als auch hinter den Tapeten, hinter falsch isolierten Wandverkleidungen und in Kachelfugen. Außerdem befinden sich Pilzsporen im Hausstaub, der überall in der Wohnung herumwirbelt und sich besonders gut auf Teppichen, auf Betten und in Gardinen hält.

Pilze lieben ein gleichmäßig feuchtes Milieu und können daher gut in Wohnräumen gedeihen, in denen viel Feuchtigkeit entsteht und nicht entweichen kann. Das sind vor allem Kellerräume, Badezimmer, Küche und Schlafzimmer. Pilze in der Wohnung machen sich durch ihren muffigen Geruch bemerkbar. Wer dem nachgeht, entdeckt an den betroffenen Stellen grau-schwarze Verfärbungen. Sind Pilze erst in die Wohnung oder in den Keller eingezogen, ist es gar nicht so einfach, sie wieder loszuwerden, besonders, wenn sie sich hinter Wandverkleidungen oder Tapeten verstecken. In diesem Fall sollten Verkleidungen und Tapeten am besten entfernt werden, damit man den Pilz bekämpfen kann. Verpilzte Wände oder Badezimmerfugen können zum Beispiel mit konzentrierter Essigsäure abgewaschen werden. Sie schont die Gesundheit und die Umwelt, ist dafür aber nicht immer gleich beim ersten Mal so wirkungsvoll wie ein chemischer Pilzvernichter. Hier hilft dann mehrmaliges Wiederholen.

Ein weiterer Pilzherd kann auch die Blumenerde von Zimmerpflanzen sein. Da viele Menschen nicht ganz auf Grünpflanzen in ihrer Wohnung verzichten möchten, sollte wenigstens das Schlafzimmer pflanzenfrei gehalten werden. Ansonsten die Pflanzenerde möglichst nicht zu feucht halten.

Das Badezimmer

Handtücher, Waschlappen, Badematte, Teppich, Bürsten, Kämme, Nagelschere, Nagelfeile, Zahnbürste, Socken und Unterwäsche können ebenfalls zu Pilzträgern werden. Entweder, weil der betreffende Benutzer infiziert ist und nicht auf korrekte Desinfektion geachtet hat, oder weil sich Pilze im feuchten Milieu entwickeln konnten, zum Beispiel auf Handtüchern, die im Badezimmer aufbewahrt werden. Wäsche daher möglichst nicht in Bad oder Küche lagern.

Damit vermieden wird, daß sich Familienmitglieder oder Partner anstecken, sollten keine gemeinsamen Handtücher, Waschlappen, Kämme oder Bürsten benutzt werden. Nagelschere und -feile sind nach jeder Benutzung zu desinfizieren. Um eine Neuansteckung zu vermeiden, müssen, je nachdem, wo die Pilzerkrankung lokalisiert ist, Gegenstände wie Kämme und Bürsten ebenfalls regelmäßig desinfiziert werden. Wäsche, Handtücher und Waschlappen täglich wechseln.

Bei Pilzinfektionen der Genitalien reicht es, wenn Unterwäsche, Handtücher und Waschlappen in der Waschmaschine ausgekocht werden. Bei Fußpilz müssen die Socken und Schuhe dagegen regelmäßig desinfiziert werden, beispielsweise mit Formaldehyd aus der Apotheke. Von der Lösung etwas auf einen Lappen geben (vorher unbedingt Gebrauchsanweisung durchlesen). Dann die Schuhe und/oder Kleidungsstücke in einen Plastiksack stecken und den Lappen dazulegen. Der Sack muß gut verschlossen werden und sollte nicht in Wohnräumen, sondern im Keller oder auf dem Balkon gelagert werden, da die Dämpfe giftig sind.

Regelmäßige Zahnpflege mit Bürste, Zahnseide und Mundduschse betreiben, denn da, wo Zahnbeläge entstehen, können sich Pilze gut anheften und finden zudem noch ausreichend Nahrung. Die Zahnbürste am besten alle vier bis acht Wochen auswechseln, da sich auch hierauf Pilze und Bakterien ansiedeln können. Wird sie immer hell und luftig, mit dem Bürstenkopf nach oben, zum Trocknen aufgestellt, fühlen sich die Schmarotzer allerdings nicht wohl.

Die Küche

Gefahr droht auch aus der Küche, nämlich dann, wenn auf Lebensmitteln Schimmelpilze wachsen. Besonders gefährdet sind Brot, Käse, Obst, Gemüse, Nüsse, Getreide und Frischsäfte. Schimmelpilzbefall ist meist sichtbar. Nur wenn er von innen nach außen wächst, wie das zum Beispiel bei Äpfeln hin und wieder vorkommt, kann er leicht übersehen werden. Pilze können sich bereits nach der Ernte auf Obst und Gemüse befinden. Sie vermehren sich um so schneller, je wärmer und feuchter das Milieu und je mehr Flüssigkeit im Lebensmittel enthalten ist.

Verschimmelte Produkte sollten besser komplett vernichtet werden, denn die vom Schimmelpilz produzierten Stoffwechselgifte (Toxine) sind unsichtbar. Das heißt, auch wenn äußerlich sichtbare Schimmelstellen entfernt wurden, können sich die Toxine bereits im gesamten Lebensmittel verteilt haben. Um zu vermeiden, daß umherfliegende Sporen andere Lebensmittel kontaminieren, sollten verschimmelte Produkte, bevor sie in den Abfall kommen, in einen Plastikbeutel verpackt werden. Verschimmelte Nahrungsmittel sind übrigens auch für Tiere gesundheitsschädlich und dürfen deshalb nicht verfüttert werden. Speziell gezüchtete Schimmelpilze, mit denen zum Beispiel verschiedene Käsesorten beimpft werden, sind natürlich nicht schädlich und können ohne Bedenken gegessen werden.

Am besten vermeiden Sie Schimmelbefall, wenn Sie frisches, ungeschnittenes Brot in gut belüfteten, sauberen und trockenen Behältern aufbewahren, zum Beispiel im Brotkasten oder Steinguttopf. Damit es auch von unten Luft bekommt und sich keine Feuchtigkeit bildet, sollte zusätzlich ein Gitter oder ein saugfähiges, auswaschbares Baumwolltuch untergelegt werden. Außerdem sollten Sie den Behälter regelmäßig mit verdünnter Essigsäure reinigen. Verpacktes, geschnittenes Brot wird am besten in der Originalverpackung aufbewahrt. Geeignet sind auch Aluminiumfolie, Kunststoffbeutel oder Wachspapier. Bei feuchtheißer Witterung empfiehlt es sich, das Brot ausnahmsweise gut verpackt im Kühlschrank zu lagern. Ansonsten ist der Kühlschrank ungeeignet für Brot, weil es darin sehr schnell altbacken wird.

Obst und Gemüse lose ohne Verpackung in der Gemüseschale des Kühlschrankes aufbewahren. Gemüseschale vorher mit saugfähigem Küchenpapier auslegen. Exotische Obstsorten wie Bananen, Zitrusfrüchte, Mangos und Ananas mögen allerdings keine Kälte. Sie können im Obstkorb bei Zimmertemperatur gelagert werden. Kartoffeln ohne Plastikbeutel an einem dunklen, trockenen, kühlen, aber frostfreien Ort, wie zum Beispiel Keller oder Speisekammer, aufbewahren. Speisepilze verderben aufgrund ihres hohen Eiweiß- und Wassergehaltes sehr schnell und sollten deshalb möglichst am Tag des Einkaufes geputzt und weiterverarbeitet werden. Auf keinen Fall im Plastikbeutel aufbewahren.

Tiere als Pilzträger

Auch Tiere, ob sie als Hausgenossen oder freilebend gehalten werden, sind häufig Pilzträger. Am sichersten wäre es, alle Tiere außerhalb der Wohnung im Freien zu halten. Da das bei unseren Haustieren wie Hund, Katze, Meerschweinchen oder Vogel nicht möglich ist, sollten die Tiere zumindest von einigen Bereichen ferngehalten werden. So gehören sie weder auf den Eßtisch noch auf Sessel, Sofa oder ins Bett. Allzu enger Körperkontakt, wie Schmusen, wobei Tiere beispielsweise das Gesicht des Menschen ablecken oder der Mensch das Tier küßt, sollten unterbleiben. Nach dem Streicheln möglichst immer die Hände waschen, vor allem wenn anschließend Essen zubereitet oder gegessen wird, und auch, wenn Kleinkinder angefaßt werden. Da die Pilze auch durch Parasiten, wie Läuse, Flöhe und Milben, übertragen werden, die unter Umständen im Fell und auf der Haut von Haustieren sitzen, muß das Haustier regelmäßig auf Parasitenbefall untersucht werden.

Pilze außerhalb der eigenen vier Wände

Außerhalb der Wohnung sind zum Beispiel Hotelzimmer sowie Umkleideräume und Duschen in Badeanstalten, Sporthallen und Saunen optimale Plätze, an denen Sie sich mit Fußpilz infizieren können. Das liegt daran, daß hier viele Menschen zusammentreffen, die barfuß laufen. Es reicht schon ein infizierter Mensch aus, um die Bodenbeläge zu kontaminieren. Dadurch können sich wiederum andere gesunde Barfußläufer infizieren. Vermeiden Sie deshalb das Barfußlaufen, wo auch andere Menschen barfuß laufen.

Tragen Sie konsequent Hausschuhe, zum Beispiel im Hotel, oder Badelatschen in Schwimmbädern und Saunen. Verlassen Sie sich in Schwimmbädern nicht auf die Sprühanlagen zur Fußdesinfektion. Sie werden in ihrer Wirksamkeit eher bezweifelt. Trocknen Sie sich nach jedem Duschen oder Baden gründlich ab, vor allem auch in den Zehenzwischenräumen, wo sich die Pilze am liebsten ansiedeln.

Der Mensch als Pilzträger und möglicher Pilzüberträger

Wer sich mit einem Pilz infiziert hat und erkrankt, verteilt ihn häufig unbeabsichtigt im oder auf dem Körper weiter. Aber auch andere Menschen können sich infizieren, wenn sie die entsprechenden Voraussetzungen erfüllen. Deshalb sollte bei einer Pilzerkrankung niemand versuchen, die Symptome selbst in den Griff zu bekommen. Eine rechtzeitige Untersuchung und Behandlung kann Schlimmeres verhindern und verkürzt zudem die Therapiedauer. Bei Fußpilz sollte der Betroffene nicht barfuß gehen und auch im Bett Socken tragen. Wer unter Mundsoor leidet, sollte intensives Küssen vermeiden. Wird trotz Pilzerkrankung an den Genitalien Geschlechtsverkehr weiterhin gewünscht, sollte bis zur Abheilung ein Kondom benutzt werden. Um eine Übertragung von Darmpilzen – hier ist vor allem die Scheide gefährdet – zu verhindern, sollte nach dem Stuhlgang immer von der Scheide weg nach hinten gesäubert werden.

In manchen Fällen empfiehlt es sich, auf möglichen Pilzbefall zu untersuchen bzw. Pilze zu bekämpfen, selbst wenn noch keine Beschwerden vorhanden sind. Das betrifft Schwangere, Patienten auf Intensivstationen und Menschen, die mit Antibiotika, Corticoiden, Immunsuppressiva oder Zytostatika behandelt werden müssen.

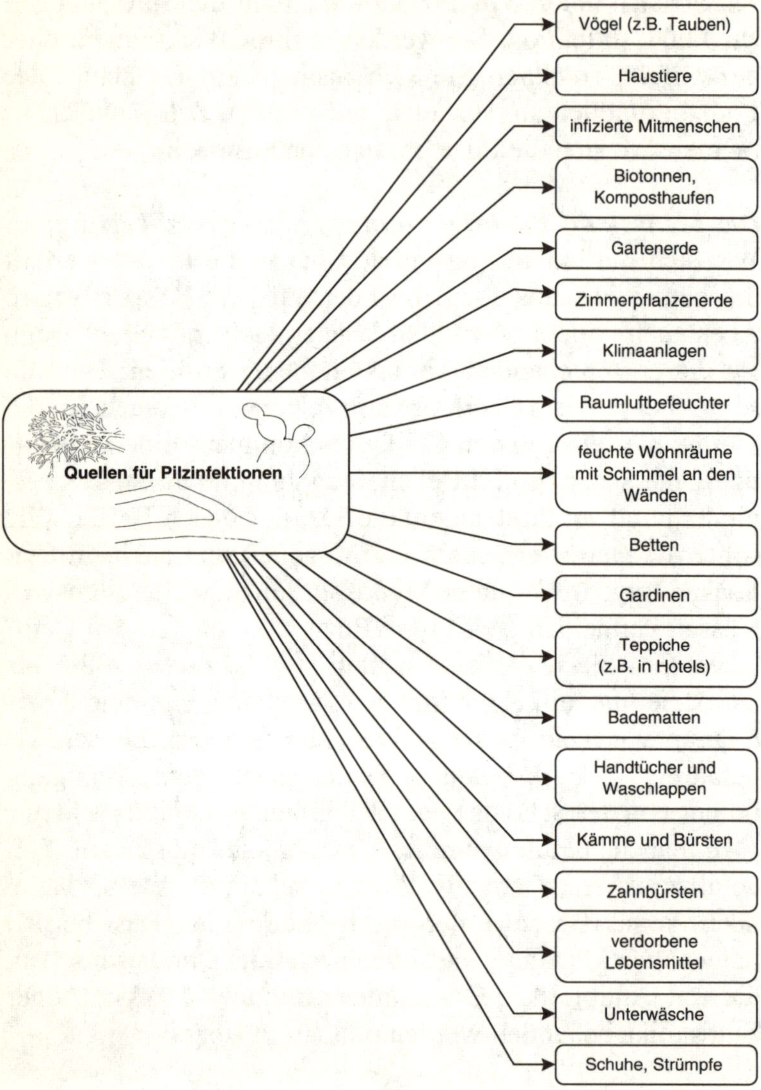

Mögliche Pilzquellen

Das Immunsystem stärken

Mikroorganismen wie Pilze, Bakterien und Viren haben immer dann ein leichtes Spiel mit uns, wenn das körpereigene Abwehrsystem geschwächt ist. Um das Eindringen von Krankheitserregern zu verhindern, heißt deshalb eines der wichtigsten Ziele: Stärkung des Immunsystems. Die meisten Menschen gehen viel zu sorglos mit ihrem Körper um. Sie fordern täglich seine ganze Kraft, ohne ihm dafür im Gegenzug ausreichend Ruhe und Entspannung zu gönnen. Bei einem Lebensstil, der von Hektik, Streß, Bewegungsarmut, Schadstoffen aus der Umwelt, falscher Ernährung, regelmäßigem Alkohol- und Zigarettenkonsum sowie seelischen Belastungen geprägt ist, läßt es sich nicht vermeiden, daß das Immunsystem irgendwann überlastet ist und nicht mehr 100prozentig funktioniert. Pilze oder andere Krankheitserreger gelangen dann über Haut und Schleimhäute in den Körper und können sich dort rasch vermehren. Lassen Sie es gar nicht erst soweit kommen. Tun Sie schon vorher etwas für Ihre Gesundheit.

Streß vermeiden – für Ruhe und Entspannung sorgen
Um eine wirksame Immunstärkung zu betreiben, ist es wichtig, daß alle Lebensbereiche in Beruf und Freizeit berücksichtigt werden. Negativer, belastender Streß sollte möglichst vermieden werden. Da das nicht immer möglich ist, empfiehlt es sich, eine Entspannungstechnik, wie zum Beispiel das autogene Training, zu erlernen und regelmäßig anzuwenden (siehe dazu: „Auch die Seele braucht Hilfe“, Seite 86). Gönnen Sie sich außerdem während des Tages immer wieder kurze Ruhepausen, in denen Sie abschalten und die Augen schließen. Wenn Sie es einrichten können, legen Sie sich nach dem Mittagessen eine halbe Stunde hin, denn zu dieser Zeit hat der Körper ein Leistungstief. Nach einer kurzen Pause ist er dann wieder erfrischt und leistungsfähig.

Wer einen anstrengenden Tag hinter sich hat, sollte seinem Organismus zumindest in der Nacht die Möglichkeit geben, sich wieder zu regenerieren. Ganz schlecht ist es, wenn Probleme mit ins Bett genommen werden und Sie deswegen nicht einschlafen oder durchschlafen können. Früher oder später macht der Körper nicht mehr mit, und die Krankheitserreger können in Aktion treten. Schlafstörungen sollten möglichst nicht mit Medikamenten oder Alkohol bekämpft werden, da sie sehr schnell abhängig machen können. Außerdem schlafen Sie damit nur scheinbar besser. Da diese Mittel die verschiedenen Schlafphasen durcheinanderbringen, erwacht man am nächsten Morgen nicht etwa ausgeruht, sondern erschöpft und gerädert.

Zur wirksamen Schlafförderung eignen sich ungefährliche Mittel aus der Naturheilkunde. Warme Milch mit einem Löffel Honig ist ein altes Hausmittel, das schon vielen geholfen hat. Anschließend aber Zähneputzen nicht vergessen. Für alle, die Milch nicht mögen, gibt es zahlreiche pflanzliche Tees (z.B. Baldrian, Melisse, Fenchel, Johanniskraut), die ebenfalls beruhigend und schlaffördernd wirken. Auch ein warmes Vollbad vor dem Schlafengehen entspannt und macht müde. Ein Tip für alle, die wegen kalter Füße nicht einschlafen können: Vorher ein Wechselfußbad nehmen (heiß-kalt). Entspannung kann aber auch hier das autogene Training bringen.

Mit einem vollen Magen sollte man übrigens besser nicht zu Bett gehen, der hält nämlich wach und sorgt für eine unruhige Nacht. All diese Tips nützen natürlich nur wenig, wenn die Unterlage, also Bett und Matratze, nicht optimal sind. Das Bett sollte aus Holz und so konstruiert sein, daß es keine Geräusche beim Umdrehen verursacht. Lattenrost und Matratze sind dazu da, den Körper zu unterstützen, indem sie nachgeben und sich an die Körperform anpassen. Die Unterlage darf dabei aber weder zu weich noch zu hart sein, sonst wird die Blutzirkulation behindert, und es entstehen Rückenschmerzen. Bettwäsche und Schlafanzug müssen zweckmäßig sein, also am besten aus natürlichen Materialien (Baumwolle) bestehen. Sie sollen den Schlafenden einerseits warm halten, luftdurchlässig sein und nicht einengen, andererseits aber auch Feuchtigkeit aufnehmen können, die während des Schlafes ausgeschieden wird.

Mit Wasser den Körper abhärten

Wasser, Luft und Sonne sind Naturelemente, die für unser Abwehrsystem eine wichtige Rolle spielen. Bei der Wasserbehandlung werden einzelne Bereiche oder auch der ganze Körper abwechselnd erst mit warmem und dann mit kaltem Wasser abgeduscht. Dabei übt es durch den Temperaturwechsel einen Reiz auf die Blutgefäße aus, die sich bei Wärme zunächst weiten, um sich dann durch das kalte Wasser schlagartig wieder zusammenzuziehen. Es kann auch nur mit kalten Güssen gearbeitet werden. Beide Methoden bewirken eine bessere Durchblutung des Körpers und trainieren das Gefäßsystem. Das härtet ab und verhindert Krankheiten. Wer Wasseranwendungen zu Hause durchführen möchte, sollte in jedem Fall einen belastbaren Kreislauf haben und darf nicht krank sein. Da der Körper nach jeder Wasseranwendung Ruhepausen benötigt, sollten Sie sich Zeit nehmen. Beachten Sie, daß Sie sich nicht kalt waschen, wenn Sie frieren. Voraussetzung für eine Kaltanwendung sollte immer ein durchgewärmter Körper sein. Dies wird entweder durch sportliche Betätigung, Sauna oder ein warmes Bad bewirkt. Bevor Sie Wasseranwendungen machen, sollten Sie sich entsprechende Fachliteratur zu diesem Thema besorgen, damit Sie wirklich optimalen Nutzen daraus ziehen und nicht etwa durch falsche Anwendung den Körper belasten.

Sauna stärkt die Abwehr

Regelmäßige Saunagänge sind wie die Wasseranwendungen ein ideales Gefäßtraining. Gleichzeitig härten sie den Körper ab und stärken die Widerstandskraft gegen Infektionskrankheiten. Allerdings kommt es nur bei regelmäßigem Besuch zu dieser Wirkung. Das Besondere an der Sauna ist, daß der Mensch dort aufgrund der geringen Luftfeuchtigkeit, die bei etwa zehn Prozent liegt, ohne Probleme Temperaturen zwischen 80 und 90 Grad Celsius aushalten kann. Nach einigen Minuten Aufenthalt sind die Blutgefäße extrem geweitet, und der Körper beginnt sehr stark zu schwitzen. Der Stoffwechsel wird in dieser Situation beschleunigt, so daß Abbauprodukte schneller ausgeschieden werden können. Weiterhin lösen sich in der Wärme krampfhafte Muskelanspannungen, die nach sportlicher Betätigung oder durch einseitige Belastungen beim Sitzen auftreten können. Auch seelische Belastungen weichen einer wohltuenden Entspannung.

In die Sauna gehen kann jeder, der gesund ist. Ältere Menschen sollten sicherheitshalber vorher den Arzt fragen. Wer die Sauna besucht, muß Zeit mitbringen, denn eine Stunde dauert die gesamte Prozedur mindestens. Jeder sollte dabei nach seinem persönlichen Empfinden vorgehen und besonders am Anfang langsam beginnen. Vor dem Saunagang wird der Körper gründlich gereinigt und anschließend abgetrocknet. Gewöhnen Sie sich langsam an die Wärme, das heißt, setzen Sie sich auf die unterste oder mittlere Stufe, dort ist die Temperatur niedriger. Beenden Sie den Saunagang, wenn Sie sich nicht mehr wohl fühlen und die Hitze unangenehm wird. Länger als zehn bis zwölf Minuten sollte er sowieso nicht dauern. Verlassen Sie die Kabine und atmen Sie draußen tief durch, am besten an der frischen Luft, duschen Sie sich dann kalt ab oder steigen Sie ins Tauchbecken. Dadurch verengen sich die Blutgefäße wieder. Nach dieser für den Körper anstrengenden und ungewohnten Prozedur wickeln Sie sich in einen Bademantel ein und ruhen sich zehn bis fünfzehn Minuten auf einer Liege aus. Schließen Sie dabei die Augen und entspannen Sie sich. Geübte fangen anschließend wieder von vorne an. Anfänger sollten es zunächst bei einem Saunagang belassen, sich dann aber von Mal zu Mal steigern. Da Sie beim Saunieren viel Flüssigkeit verlieren, sollten Sie diese unbedingt anschließend wieder aufnehmen. Am besten geeignet sind Mineralwasser oder mit Mineralwasser verdünnte Obstsäfte.

Ausdauersport hält fit und gesund

Regelmäßige sportliche Betätigung aktiviert den Kreislauf, bewirkt eine bessere Sauerstoffversorgung des Körpers, hält die Gelenke beweglich, baut Fettdepots ab und Muskelmasse auf, wirkt entspannend und hebt die seelische Stimmung. Damit bleiben Sie fit und tun vorbeugend etwas für die Gesundheit. Allerdings sollten Sie einige Dinge beachten, damit Sie Spaß am Sport haben und Ihren Körper nicht falsch belasten. Wenn Sie lange nichts getan haben, sollten Sie sich zunächst von Ihrem Hausarzt untersuchen lassen, ob keine Erkrankungen vorliegen, die eine sportliche Betätigung einschränken.

Wählen Sie sich eine Sportart, die Ihnen auch auf Dauer zusagt. Denken Sie daran, daß es in der Gruppe oder mit einem Sportpartner meist mehr Spaß macht als alleine. Wenn Sie ganz frisch mit einer Sportart beginnen, sollten Sie sich in den ersten Wochen auf keinen Fall zuviel zumuten. Überanstrengungen nützen der Gesundheit nicht. Jeden Tag oder auch dreimal die Woche eine halbe Stunde Bewegung bewirkt mehr, als einmal die Woche ein bis zwei Stunden, in denen man sich vollkommen verausgabt. Vermeiden Sie Sportarten, die die Gelenke oder die Wirbelsäule einseitig belasten. Den besten Trainingseffekt auf Organismus und Herz-Kreislauf-System haben Ausdauersportarten wie Radfahren, Schwimmen, lockerer Dauerlauf, flottes Wandern und Skilanglauf. Die frische Luft verbessert hierbei zusätzlich die Sauerstoffaufnahme.

Begleitend können Sie auch im Alltag viel für Ihren Körper tun. Machen Sie, wann immer es geht, einen Spaziergang an der frischen Luft. Die Temperaturreize, vor allem im Winter zwischen warmer Wohnung und Kälte im Freien, wirken auch hier wie bei den Wasseranwendungen kreislaufstabilisierend, durchblutungsfördernd und stärken die Abwehr. Natürliches Sonnenlicht fördert zudem die Bildung von Vitamin D, das unerläßlich ist für den Einbau von Calcium in die Knochen. Empfindliche Menschen, denen jeder Wetterumschwung normalerweise zu schaffen macht, können sich durch den regelmäßigen Aufenthalt im Freien ebenfalls abhärten. Versuchen Sie den Tag mit einem fünf- bis zehnminütigen Gymnastikprogramm zu beginnen, besonders wenn Sie sonst viel sitzen müssen. Machen Sie während des Tages immer wieder Dehn- und Streckübungen, und benutzen Sie anstelle des Fahrstuhls oder der Rolltreppe wieder Ihre Beine und nehmen Sie die Treppe.

Eigenblutbehandlung – Abwehrkräfte mobilisieren

Mit dieser Form der Behandlung soll es ebenfalls möglich sein, die körpereigenen Abwehrkräfte zu mobilisieren. Dazu wird aus der Vene des Patienten Blut entnommen und dann sofort wieder in den Gesäßmuskel injiziert. Es kann aber auch zusätzlich noch mit homöopathischen Mitteln, Sauerstoff und ultraviolettem Licht aufbereitet werden, ehe der Arzt es wieder einspritzt. Der Organismus reagiert auf das eigene Blut im Muskel wie auf einen Fremdkörper und versetzt die Abwehr in Alarmbereitschaft, um die Eindringlinge beseitigen zu lassen. Normalerweise erfolgt die Eigenblutbehandlung stufenweise, wobei von Mal zu Mal kontinuierlich mehr Blut gespritzt wird. Nebenwirkungen treten dabei nur selten auf. Unter Umständen kann es, als Zeichen einer Abwehrreaktion, zu einem leichten Anstieg der Körpertemperatur kommen.

Pflanzliche Immunstimulanzien

Auch pflanzliche Immunstimulanzien – dazu gehören beispielsweise Sonnenhut (Echinacea), Propolis oder Ginseng-Präparate – können in Streß- oder Erkältungszeiten das

Immunsystem unterstützen. Eine abwehrstärkende Wirkung wird aber auch dem Rote-Bete-Saft zugeschrieben. Darin sind nicht nur reichlich Vitamine (A, B und C), sondern auch wichtige Mineralstoffe wie Calcium, Eisen, Kalium und Phosphor enthalten.

Schadstoffe meiden

Schadstoffe aus der Umwelt, die auf den Organismus einwirken, sind leider nur in Maßen zu beeinflussen. Sie könnten zum Beispiel als gutes Vorbild vorangehen und auf öffentliche Verkehrsmittel umsteigen. Das Auto also möglichst selten benutzen. Im eigenen Haushalt sollten Wasch- und Reinigungsmittelverbrauch eingeschränkt werden. Zu empfehlen sind zudem umweltfreundliche Produkte. Achten Sie auch beim Kauf von Möbeln und Teppichen darauf, daß diese schadstoffgeprüft sind. Wollen Sie lackieren oder Wände streichen, sind wasserlösliche, lösungsmittelfreie Farben zu empfehlen. Schadstoffe in oder auf Lebensmitteln lassen sich durch gründliches Waschen oder Schälen entfernen. Schadstoffe lassen sich außerdem reduzieren, wenn bevorzugt Produkte aus kontrolliert biologischem Anbau gekauft werden.

Genußmittel kontrolliert genießen

Alkohol ist ein Mittel, das sowohl Stimmungslage als auch Reaktionen in Abhängigkeit von der Dosis beeinflussen kann. Bereits geringe Alkoholmengen im Blut erweitern die Hautgefäße und beschleunigen den Herzschlag. Dadurch wird der Eindruck wohliger Wärme vermittelt. Alkohol wirkt auch auf Großhirnrinde und Kleinhirn. Die Selbstkritik wird vermindert, und Gleichgewichtssinn sowie Muskelspannung werden beeinträchtigt. Weiterhin nimmt die Reaktionsfähigkeit ab, und emotionale Empfindungen, wie zum Beispiel Aggressionen, werden offen nach außen getragen.

Da der weibliche Organismus weniger Alkohol verträgt, sind Frauen bei Mißbrauch stärker von Gesundheitsstörungen betroffen als Männer. Generell drohen bei fortgesetztem, übermäßigem Alkoholkonsum Stoffwechselstörungen, schwere Schäden an Leber, Herz und Bauchspeicheldrüse, Reizungen des Magens, Schädigung der Magenschleimhaut sowie Tumore im Mund und Rachenraum.

Rauchen ist ein „Genuß“, der nicht jeden zwangsläufig abhängig macht. Allgemein wird unterschieden zwischen Genuß-, Gewohnheits- und abhängigem Raucher. Etwa ein Drittel der Raucher ist vom Nikotin abhängig. Doch das ist im Prinzip unwichtig, denn Rauchen ist erwiesenermaßen für jeden schädlich. Nikotin verengt die Blutgefäße, steigert den Blutdruck und bremst den Appetit. Über den Speichel gelangt Nikotin in den Magen-Darmtrakt, wo es zu Magenschleimhautreizungen und Übelkeit kommen kann. Weiterhin wirkt Nikotin auf die Schilddrüse und löst Herzklopfen sowie Unruhe aus. Vor allem vermindert es aber die körpereigene Abwehr und die Leistungsfähigkeit. Außerdem kann es negative Auswirkungen auf Potenz und Fortpflanzungsfähigkeit haben. Die Wirkung des Nikotins wird noch verstärkt, wenn gleichzeitig andere Genußmittel konsumiert werden.

Allgemein gilt also: Den Alkohol- bzw. Zigarettenkonsum reduzieren, denn es handelt sich hierbei um Genußmittel, nicht um Lebensmittel.

Den Körper stärken durch eine ausgewogene Ernährung

Einen sehr großen Einfluß auf das Immunsystem hat auch die Ernährung. Wer ständig Fast food und Süßes ißt bzw. seinen Speiseplan sehr eintönig gestaltet, muß sich nicht wundern, wenn dem Körper wichtige Nährstoffe fehlen und der Stoffwechsel aus dem Gleichgewicht gerät. Weil die Folgen einer falschen Ernährungsweise sich häufig erst nach Jahren bemerkbar machen, halten es viele Menschen für überflüssig, sich um dieses Thema zu kümmern, solange sie sich noch mehr oder weniger gesund fühlen. Da aber schon die täglichen kleinen und größeren Unpäßlichkeiten mit der individuellen Ernährungsweise zusammenhängen können, wird einfach verdrängt. Warnsignale, die der Körper aufgrund von Vitamin-, Mineral- oder Nährstoffmangel schon lange vor einer Krankheit aussendet, sind zum Beispiel Konzentrationsmangel, Müdigkeit, Kopfschmerzen, fahle, schlechte Haut oder Probleme mit dem Stuhlgang.

Mit dem, was wir essen, sollte der Körper daher möglichst alle Nähr- und Vitalstoffe bekommen, die er benötigt. Vitamin- und Mineralstoffpräparate bzw. Nahrungsergänzungsstoffe aus der Apotheke sind dann überflüssig. Auf einen vollwertigen Speiseplan gehören täglich ausreichend Getreide bzw. Getreideprodukte – aus dem vollen Korn – sowie Gemüse, Hülsenfrüchte, Kartoffeln und Obst. Diese Lebensmittel enthalten nicht nur Vitamine und Mineralstoffe, sondern auch die für die Verdauung so wichtigen Ballaststoffe (siehe dazu auch: „Ballaststoffe geben den Pilzen keine Chance", Seite 118). Zudem decken Getreide, Hülsenfrüchte und Kartoffeln einen Teil des täglichen Eiweißbedarfes. Den anderen Teil der Eiweißversorgung übernehmen Milch und Milchprodukte, die jedoch weder Zucker noch Zusatzstoffe enthalten sollten.

Reduzieren sollten Sie die täglichen Fleisch- und Wurstrationen. Zwei bis drei kleine Portionen pro Woche sind absolut ausreichend, wobei magere Produkte stets bevorzugt werden sollten. Auch der Koch- und Streichfettverbrauch sollte maximal bei 70 bis 80 Gramm pro Tag liegen. Wobei die eine Hälfte aus sichtbarem Streich- und Kochfett besteht und die andere Hälfte durch unsichtbares Fett, zum Beispiel in Fleisch, Wurst oder Milchprodukten, gedeckt wird. Einmal pro Woche empfiehlt es sich, eine Mahlzeit mit Seefisch zuzubereiten, um die Jodversorgung sicherzustellen. Eier sollten ebenso wie das Fleisch auf zwei bis drei Stück pro Woche reduziert werden, wobei die versteckten Eier in Kuchen oder Süßspeisen ebenfalls zu berücksichtigen sind. Vergessen Sie nicht, auf eine ausreichende Flüssigkeitszufuhr von mindestens 1,5 Liter pro Tag zu achten.

Empfehlenswerte Getränke sind Mineralwasser, Früchtetees, frische Gemüsesäfte, frische Obstsäfte mit Wasser gemischt sowie in Maßen schwarzer Tee und Kaffee, da es sich auch hierbei um Genußmittel handelt.

Warum sind Vitamine und Mineralstoffe wichtig?

Um ein intaktes Immunsystem zu erhalten bzw. ein geschwächtes wieder zu stärken, gibt es zahlreiche Möglichkeiten. Jeder Mensch hat es zum größten Teil selbst in der Hand, wie gut sein Immunsystem funktioniert. Inzwischen weiß man, daß eine gesunde Ernährung, die ausreichend Nährstoffe, Vitamine und Mineralstoffe enthält, für die körpereigene Abwehr enorm wichtig ist. Zwar sind extreme Vitamin- oder Mineralstoffmängel in der Regel nur bei Schwerkranken zu finden, aber auch leichte Defizite senken bereits die Abwehrbereitschaft.

Lebensnotwendig sind natürlich alle Vitamine und Mineralstoffe, und da der Körper sie nicht selbst herstellen kann, ist er auf eine ausreichende und regelmäßige Zufuhr durch die Nahrung angewiesen. Für das Immunsystem sind vor allem die Vitamine A, C und E wichtig.

- *Vitamin A* sorgt als Bestandteil des Sehpurpurs nicht nur für gutes Sehen, sondern ist auch ein wichtiger Schutzfaktor für Haut bzw. Schleimhäute und kann somit Infektionen verhindern. Bei Vitamin-A-Mangel kommt es zur Rückbildung der Immunorgane. Außerdem wird die Barrierefunktion von Haut und Schleimhäuten geschwächt, so daß Krankheitserreger leichter in den Körper eindringen können.

  Besonders viel Vitamin A ist in tierischen Lebensmitteln wie Leber, Lebertran, Butter, Milch, Eigelb, Käse und Fisch enthalten. Im Gegensatz zu Vitamin C ist es fettlöslich und kann daher nur in Verbindung mit Fett vom Körper aufgenommen werden. Die Leber speichert Vitamin A, so daß auch bei starken Zufuhrschwankungen der tägliche Bedarf meist sichergestellt ist.

Bei ständiger Überdosierung (von etwa 15 mg pro Tag) bzw. hohen Einzeldosen (130 mg) kann Vitamin A zu Vergiftungen führen. Die Symptome reichen von Kopfschmerzen über Hautveränderungen bis hin zu schmerzhaften Skelettveränderungen. Aus diesem Grund wird die vermehrte Aufnahme von Beta-Carotin empfohlen, das als Vorstufe des Vitamin A nur in pflanzlichen Lebensmitteln enthalten ist. Eine Überdosierung ist hier nicht möglich, weil es im Körper nach Bedarf zu Vitamin A umgewandelt wird. Besonders viel Beta-Carotin ist in grünen, gelben und orangefarbenen Gemüse- und Obstsorten enthalten wie zum Beispiel Möhren, Spinat, Tomaten, Brokkoli und Aprikosen. Die Deutsche Gesellschaft für Ernährung (DGE) empfiehlt eine tägliche Vitamin-A-Zufuhr von einem Milligramm (entspricht 6 mg Beta-Carotin) für Männer und 0,8 Milligramm (entspricht 4,8 mg Beta-Carotin) für Frauen. Das entspricht zum Beispiel einer Portion Spinat oder Möhren (etwa 150 Gramm).

- Am bekanntesten ist das *Vitamin C* (Ascorbinsäure), das in besonders großer Menge in Kiwis, Sanddornfrüchten und schwarzen Johannisbeeren sowie Hagebutten, Paprika und allen Kohlsorten enthalten ist. Vitamin C fördert die Eisenaufnahme, beschleunigt Heilungsprozesse und ist am Zellstoffwechsel sowie an der Bildung von Bindegewebe, Knorpel und Knochen beteiligt. In größeren Mengen schützt es zwar nicht – wie lange Zeit angenommen – vor Erkältungskrankheiten, es stärkt aber die Immunabwehr durch Aktivierung der Freßzellen. Außerdem kann es Symptome einer Infektion mildern und die Krankheitsdauer verkürzen.

Bekannt ist es unter anderem auch als Fänger von Freien Radikalen. Das sind sauerstoffhaltige molekulare Bruchstücke, die sich mit besonderer Aggressivität auf lebende Körperzellen stürzen und sie schädigen. Dadurch geht die Zelle zugrunde oder entartet zu einer Krebszelle. Freie Radikale können durch verschiedene äußere und innere

Einflüsse wie Sonneneinwirkung, Umweltgifte oder Zigarettenrauch entstehen.

Ob jedoch tägliche Megadosen über ein Gramm notwendig sind, darüber sind Experten geteilter Meinung. Nach den Empfehlungen der DGE reichen für den Bedarf bereits 75 Milligramm pro Tag aus. Vitaminforscher halten dagegen eine tägliche Zufuhr von 100 bis 300 Milligramm für optimal. Das entspricht zum Beispiel einer mittleren bis größeren Portion Blumenkohl oder 2 Apfelsinen. Vitamin C ist wasserlöslich, so daß die Gefahr einer Überdosierung durch Lebensmittel unmöglich ist. Empfindliche Menschen können allerdings durch zu hohe Dosen, vor allem durch reines Ascorbinsäurepulver, Probleme mit ihrem Magen bekommen und unter Übelkeit leiden. Außerdem besteht die Gefahr, daß sich Harnsteine bilden. Ab zehn Gramm Vitamin C pro Tag kann es zu Durchfällen kommen.

- *Vitamin E* schützt Vitamin A und ungesättigte Fettsäuren in pflanzlichen Fetten vor der Zerstörung durch Sauerstoff (Oxidation). Außerdem fängt es wie Vitamin C Freie Radikale, die die Immunfunktion hemmen und die Entstehung von Krebs fördern. Vitamin E wirkt vorbeugend gegen Infektionen, indem es die Bildung von Antikörpern und Freßzellen unterstützt. Die DGE empfiehlt eine Zufuhr von 12 Milligramm pro Tag. Das ist mit einer gemischten Kost gut zu erreichen. Vitamin E ist vor allem in Nüssen, Samen, Keimen und pflanzlichen Ölen enthalten.

Da Vitamine sehr empfindlich sind und leicht durch Licht, Sauerstoff und Hitze zerstört werden, müssen die Lebensmittel sehr sorgsam behandelt werden. Es gilt deshalb: Je frischer ein Lebensmittel ist, desto mehr Vitamine sind noch enthalten. Kaufen Sie also am besten einheimisches Gemüse und Obst der Saison ein und verarbeiten Sie es möglichst rasch. Gemüse sollte außerdem erst nach dem Waschen zerkleinert und anschließend schonend in wenig Wasser bißfest gedünstet werden.

Mineralstoffe kommen in der unbelebten Natur vor. Sie befinden sich im Boden, in Gestein, Wasser und Metallen. Erst über den Nahrungskreislauf – Pflanzen und Tiere – gelangen sie in unseren Organismus. Man spricht bei Mineralstoffen von Mengenelementen (Kalzium, Kalium, Magnesium, Phosphor, Natrium, Chlor) und Spurenelementen (Eisen, Fluor, Zink, Selen, Kupfer, Mangan, Jod, Molybdän). Mengenelemente kommen im Körper in größeren Mengen vor und müssen in höheren Dosen aufgenommen werden als Spurenelemente, was jedoch nicht heißt, daß Spurenelemente weniger wichtig wären.

- *Kalzium* dient als Bausubstanz, es härtet Knochen und Zähne. Vitamin D und eine normale Proteinzufuhr fördern den Kalziumeinbau. Das Knochengerüst eines Erwachsenen enthält ungefähr ein Kilogramm Kalzium, damit nimmt es von allen Mineralstoffen den mengenmäßig größten Anteil im Körper ein. Geringe Mengen in der Gewebeflüssigkeit und im Blut tragen zur Blutgerinnung und Erregbarkeit der Muskeln und Nerven bei. Außerdem fördert es die Durchlässigkeit der Zellmembranen.

  Sichtbare Symptome eines Kalziummangels können brüchige Nägel, Haarausfall oder gereizte Haut sein. Auf Dauer führt ein Mangel zu Krampfneigung und Abbau von Knochensubstanz (Osteoporose). Verbunden ist die Osteoporose mit Schmerzen und erhöhter Knochenbrüchigkeit. Davon betroffen sind häufig ältere Frauen aufgrund des gleichzeitigen Östrogenmangels. Bei Kindern hat ein Vitamin-D-Mangel Wachstumsstörungen (Rachitis) zur Folge.

  Überschüssiges Kalzium kann zur Harnsteinbildung beitragen und die Nierenfunktion einschränken. Beachten Sie, daß Oxalsäure (enthalten in: Rhabarber, Spargel, Spinat) und Phosphor Kalziumräuber sind.

  Kalziumquellen sind Milch und Milchprodukte, hartes Trinkwasser oder Mineralwasser sowie grünes Gemüse.

- *Phosphor* ist ebenfalls Bestandteil der Knochen. Als Gegenspieler kann er Kalzium binden und dessen Verwertung und Einbau in die Knochen behindern. Auch im Gewebe – als Baustein der Zellen – und im Blut ist Phosphor enthalten. Phosphorsäureverbindungen sind wichtig für die Energieübertragung im Stoffwechsel. Ein ernährungsbedingter Phosphormangel ist praktisch unmöglich, da fast alle Lebensmittel Phosphor enthalten. Folge einer Überversorgung ist Kalziummangel. Ein optimales Kalzium/Phosphorverhältnis haben Fleisch, Fisch, Milch und Milchprodukte.
- *Chlor* nehmen wir in Verbindung mit *Natrium* oder *Kalium* als Salz auf (Natriumchlorid = Kochsalz). Chlor und Natrium befinden sich überwiegend in den Körperflüssigkeiten, zwischen den Zellen. Sie halten Wasser im Gewebe zurück, während der Gegenspieler Kalium hauptsächlich in den Zellen vorkommt und die Wasserausscheidung fördert. Alle drei Mineralstoffe regeln den Wasserhaushalt, die Druckverhältnisse der Körperflüssigkeiten und den Säuren-Basen-Haushalt (z.B. Magensäurebildung). Natrium und Kalium aktivieren Enzyme und sorgen für die Muskel- und Nervenfunktion.

  Natrium- oder Chlormangel kommt bei uns selten vor, da die Zufuhr über das Kochsalz ausreichend ist. Ein Mangel kann vor allem auftreten bei großer Hitze, extremen körperlichen Belastungen, starker Einschränkung der Kochsalzzufuhr sowie längerem Erbrechen oder Durchfall. Er äußert sich zum Beispiel durch Kopfschmerzen, Muskelkrämpfe, Kreislaufversagen oder Gedächtnisschwäche. Haben wir zuviel Kochsalz gegessen, reagiert der Körper mit starkem Durst. In dieser Situation des Natriumüberschusses kann es zu Ödemen und zur Gewichtszunahme kommen.

  Bei leichten Wasseransammlungen im Gewebe fördern kaliumreiche Lebensmittel die Wasserausscheidung (Naturreis, Obst, Gemüse, Kartoffeln). Kaliummangel kommt vor bei Mißbrauch von Abführ- und Entwässerungsmitteln (Diuretika). Die Folgen können Wasseransammlungen im Gewebe (Ödeme), Herzrhythmusstörungen, Verstopfung, Müdigkeit oder Muskelschwäche sein. Kaliumüberschuß kann zu Austrocknungserscheinungen wie Verwirrtheit, Halluzinationen, Muskel-, Nerven und Herzfunktionsstörungen führen.

- *Magnesium* kommt im Skelett, im Blut und in den Zellen vor. Als Gegenspieler des Kalziums verhindert es, daß das Herz zu „schnell schlägt", indem es den Einstrom des Kalziums in die Zelle reguliert. Das heißt, es wirkt beruhigend auf Herz und Nerven. Außerdem aktiviert Magnesium etwa 300 Enzyme und spielt eine Rolle beim Muskel-, Nerven- und Energiestoffwechsel. Eine hohe Eiweiß-, Kalzium- und Fettzufuhr sowie Alkohol und entwässernde Medikamente senken die Magnesiumaufnahme. Streß scheint den Magnesiumhaushalt ebenfalls zu beeinflussen und den Bedarf zu steigern. Symptome eines Mangels sind Gewichtsabnahme, gesteigerte Erregbarkeit der Nerven und Muskeln sowie Krämpfe und Schwächeanfälle. Fehlt Magnesium, mangelt es meist gleichzeitig an Kalium. Zu einem Überschuß, mit den Symptomen Durchfall, Erbrechen und Blutdruckanstieg, kann es vor allem bei gestörter Nierenfunktion oder nach unkontrollierter Einnahme von Magnesiumtabletten kommen. Magnesiumquellen sind Fleisch, Geflügel, Fisch, Kartoffeln, Vollkornprodukte, Milch, Hülsenfrüchte, Beerenobst, Bananen und magnesiumreiches Mineralwasser.
- *Eisen* ist in Enzymen enthalten und als Bestandteil des Hämoglobins (roter Blutfarbstoff) für den Sauerstofftransport verantwortlich. Die Periode der Frau oder andere starke Blutverluste (Verletzungen) können den Eisenbedarf erhöhen. Mangelsymptome sind beispielsweise Blutarmut, blasse Haut, Müdigkeit, verminderte körperliche Leistungsfähigkeit, gestörte Wärmeregulation und Infektionsanfälligkeit. Bei Überversorgung kann

es zu Eiseneinlagerungen in der Haut sowie Leber-, Bauchspeicheldrüsen- und Herzmuskelschäden kommen. Vitamin C verbessert die Eisenaufnahme, Kaffee, Tee, Calcium, Phosphat und Ballaststoffe vermindern sie. Eisenquellen sind Getreide, Brot, Fleisch, Gemüse, Hülsenfrüchte.

- *Jod* ist für den Aufbau des Schilddrüsenhormons verantwortlich. Jodmangel kommt relativ häufig vor. Je nach Dauer des Mangels vergrößert sich die Schilddrüse und bildet nach außen sichtbar den sogenannten Kropf (Struma) am Hals. In der Schwangerschaft kann Jodmangel zu Entwicklungsstörungen des Kindes führen. Symptome bei Jodüberschuß können Allergien und Jodakne sein. Jodquellen sind Seefische und jodiertes Speisesalz.
- *Fluor* ist in Knochen und Zähnen enthalten. Es dient der Kariesvorbeugung. Ein Fluormangel kann vor allem die Zahnentwicklung im Kindesalter behindern, so daß schon früh Karies ensteht. Symptome einer Fluor-Überversorgung sind Flecken auf den Zähnen, Nieren- und Muskelfunktionsstörungen sowie Knochenveränderungen.
  Zu den Fluorquellen zählen Trinkwasser (regional abhängig), einige Mineralwässer und Tee.
- *Zink* ist unentbehrlich für Wachstum und Wundheilung. Es erfüllt als Bestandteil von Enzymen wichtige Aufgaben im Stoffwechsel – wie Stärkung des Immunsystems und Insulinspeicherung. Mangelsymptome sind Wachstumsverzögerungen, Haarausfall, Hautveränderungen, verzögerte Wundheilung, Lethargie, Appetitmangel und erhöhte Infektanfälligkeit. Symptome bei Überversorgung sind Erbrechen, Schleimhautreizungen und Magen-Darmstörungen. Zuviel Kalzium behindert die Zinkaufnahme. Viel Zink ist in Muskelfleisch, Fisch, Eiern und Milchprodukten enthalten.
- *Kupfer* ist Bestandteil einiger Enzyme. Es hält das Bindegewebe elastisch und greift in den Eisenstoffwechsel ein, indem es Eisen für den Blutfarbstoff verfügbar macht.

Blutverluste haben häufig einen Kupfermangel zur Folge. Dieser kann übrigens trotz eines hohen Eisengehaltes in der Leber zu einer Anämie (Blutarmut) führen. Weitere Kupfer-Mangelsymptome sind Pigmentstörungen, Blutgefäßerweiterungen und -risse. Ein Kupferüberschuß kann sich in der Leber anreichern und Übelkeit, Durchfall oder Krämpfe auslösen sowie die Gallenausscheidung stören.

Kupfer ist in Fisch, Schalentieren, Käse, Kakao, Nüssen, Brokkoli, Schwarzwurzeln und Erbsen enthalten.

- *Chrom* wirkt mit im Fett- und Kohlenhydratstoffwechsel, wo es die Glucosetoleranz beeinflußt. Das heißt, es ist wichtig für die Regulation des Blutzuckerspiegels. Chrom-Mangelsymptome sind erhöhter Blutzucker- und Insulinspiegel sowie erhöhte Fettwerte. Überschußsymptome sind Durchfall, Leber- und Nierenschäden sowie allergische Reaktionen. Fleisch, Käse und Vollkornprodukte sind Chromquellen.
- *Mangan* ist in Knochen und Enzymen enthalten und Enzymaktivator. Bislang wurden Mangelerscheinungen, wie Störungen des Skelettwachstums und der Fruchtbarkeit, nur im Tierversuch festgestellt. Ein Manganüberschuß bewirkt Störungen des Stoffwechels und der Bildung des roten Blutfarbstoffes. Mangan ist in Tee, Vollkornprodukten und Hülsenfrüchten enthalten.
- *Selen* ist bei der Produktion von Schilddrüsenhormonen beteiligt und verhindert als Enzymbestandteil die Bildung Freier Radikale (reaktionsfreudiger Sauerstoffmoleküle). Dadurch schützt es die roten Blutkörperchen und Zellen vor Oxidation. Bei Selenmangel kommt es zu chronisch verlaufenden Herz- und Skelettmuskelerkrankungen. Symptome einer Selenüberdosierung sind Erbrechen, Durchfall, Knoblauch-Atem, Haarausfall und Verformung der Fingernägel mit den Folgen: Leberschädigung, Lungenödem und Herzmuskelschwäche. Selenquellen sind Fleisch, Hülsenfrüchte und Seefische.

- *Molybdän* ist Bestandteil von Enzymen. Mangelsymptome wie Steigerung der Herzfrequenz, Aminosäureintoleranz (Unverträglichkeit von Eiweißbausteinen) kommen nur äußerst selten vor. Überschußsymptome sind Magen-Darmstörungen und Durchfall. Molybdän kommt in Gemüse, Milch- und Getreideprodukten vor.

Ballaststoffe geben den Pilzen keine Chance

Vor etwa 20 Jahren war die gesundheitliche Bedeutung unverdaulicher Bestandteile pflanzlicher Kost noch unbekannt. Die Gerüstsubstanzen, Füllmaterialien und Nährstoffreserven der Pflanzen schienen als Nahrung für den Menschen überflüssig zu sein und bekamen deshalb die Bezeichnung „Ballaststoffe". Nach und nach wurden sie bei der industriellen Verarbeitung aus den Rohprodukten und damit auch aus den Lebensmitteln entfernt. So entstanden zum Beispiel weißes Auszugsmehl, Weißbrot und geschälter Reis. „Weiße", ballaststofffreie Nahrungsmittel waren begehrt, und jeder hielt sie für gesund. Inzwischen steht jedoch fest, daß eine Kost, die keine bzw. kaum Ballaststoffe enthält, auf Dauer zu Beschwerden und typischen Zivilisationserkrankungen führt. Dazu gehören vor allem Darmträgheit, Verstopfung (Obstipation), Darmausstülpungen (Divertikulose) sowie Hämorrhoiden. Da der Begriff Ballaststoffe den heutigen wissenschaftlichen Erkenntnissen nicht mehr gerecht wird, verwenden Fachleute zunehmend andere Bezeichnungen, wie Pflanzen- oder Nahrungsfasern bzw. pflanzliche Hydrokolloide oder unverdauliche Polysaccharide.

Hauptlieferanten für natürlich vorkommende Ballaststoffe sind Getreide, Vollkornprodukte, brauner Naturreis, Hülsenfrüchte, Kartoffeln, Gemüse und Obst. Tierische Produkte enthalten keine Ballaststoffe. Für unsere Ernährung spielen vor allem wasserlösliche Pektine, die überwiegend in Obst enthalten sind, teilweise wasserlösliche Hemizellulosen, vor allem aus Hülsenfrüchten und Getreide, sowie die wasserunlöslichen Quellstoffe Lignin und Zellulose, aus Getreide und Gemüse, eine Rolle.

Eine zweite Gruppe bilden die isolierten Ballaststoffe. Dazu gehören aus Algen gewonnenes Agar-Agar, Carrageen und Alginate sowie Carubin, Gummi arabicum und Guarmehl aus tropischen Pflanzen. Sie werden hauptsächlich bei der Lebensmittelverarbeitung als Stabilisatoren und Verdikkungsmittel eingesetzt. Andere isolierte Ballaststoffe wie Pektin, Hafer- oder Weizenkleie können als Nahrungszusätze bei Verstopfung (Weizenkleie) oder zu hohem Cholesterinspiegel (Pektin, Haferkleie) helfen.

Die Deutsche Gesellschaft für Ernährung (DGE) empfiehlt, täglich mindestens 30 Gramm Ballaststoffe aufzunehmen, um möglichen Erkrankungen vorzubeugen. Da die einzelnen Ballaststoffe sich in ihrer Wirkungsweise unterscheiden und zudem in unterschiedlichen Mengen in den einzelnen Lebensmitteln enthalten sind, ist es wichtig, den Speiseplan möglichst abwechslungsreich zu gestalten. Das heißt: nicht nur eine Obst- oder Gemüsesorte bevorzugen.

Zellulose- und ligninhaltige Lebensmittel müssen gründlich und lange gekaut werden. Dadurch tritt an den Zähnen eine Reinigungswirkung ein. Gleichzeitig wird durch das Kauen die Speichelproduktion angeregt, so daß der Speichel zahnaggressive Säuren neutralisieren kann. Weitere positive Effekte ballaststoffreicher Speisen: Sie bieten Pilzen kaum Nahrung und damit keine Lebensgrundlage. Außerdem wird insgesamt weniger von ballaststoffreichen Nahrungsmitteln gegessen, weil sie viel Flüssigkeit binden und im Magen stark aufquellen, so daß eine schnelle und langanhaltende Sättigung erfolgt.

Pektine verhindern, daß Zucker zu schnell an das Blut abgegeben wird. Dadurch kommt es zu einer gleichmäßigen Insulinausschüttung. Der Blutzuckerspiegel bleibt dadurch über mehrere Stunden konstant, so daß Heißhungerattacken nicht vorkommen. Das ist sowohl für Diabetiker als auch für Übergewichtige sehr günstig. Außerdem entziehen wasserlösliche Ballaststoffe dem Körper Gallensäuren. Die Folge: Der Cholesterinspiegel sinkt, da die Leber zur Bildung neuer Gallensäuren Cholesterin aus dem Blut abziehen muß. Auch Schadstoffe werden bei ballaststoffreicher Ernährung gebunden und kommen so aufgrund der verkürzten Passagezeit des voluminösen Darminhaltes kaum mehr mit der Darmschleimhaut in Berührung. Auf diese Weise können Ballaststoffe der Enstehung von Darmkrebs vorbeugen. Zu guter Letzt sorgen die wasserlöslichen Ballaststoffe auch für eine gesunde Darmflora, während die wasserunlöslichen Quellstoffe den Darm zu verstärkter Tätigkeit anregen, so daß der Stuhlgang regelmäßig und ohne Probleme stattfinden kann. Pilze haben so kaum eine Chance, sich einzunisten und auszubreiten.

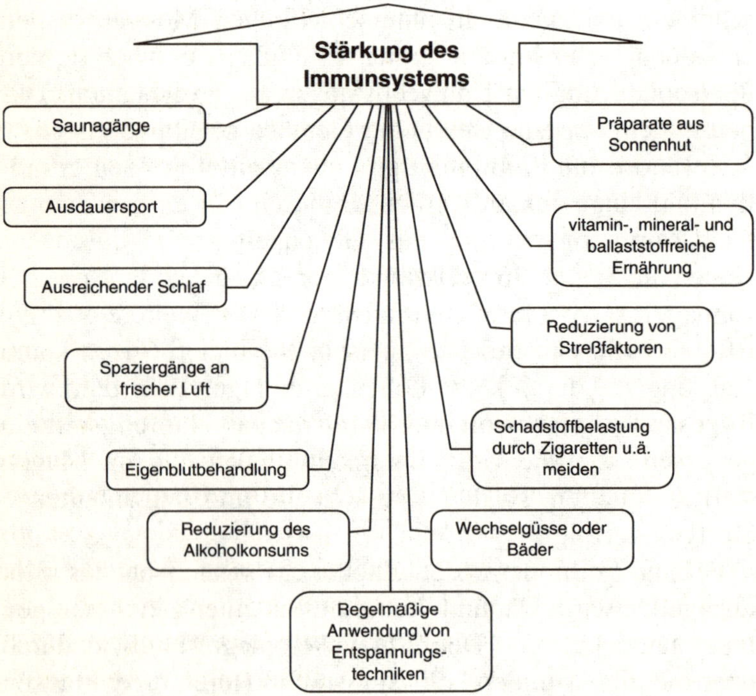

Faktoren, die das Immunsystem stärken

Wichtige Fragen kurz beantwortet

Was ist unter einer Infektion zu verstehen?
Wenn Krankheitserreger in den Körper eindringen, spricht der Arzt von einer Infektion.

Wird jeder Infizierte zwangsläufig auch krank?
Nein. Es hängt immer davon ab, wie stark das Immunsystem sich gegen die Erreger verteidigen kann – gegen manche ist es bereits immun – und natürlich auch, welche Erregerart in den Körper eindringt.

Welcher Arzt ist für Pilzerkrankungen zuständig?
Es gibt leider keine speziell ausgebildeten Ärzte für Pilzerkrankungen. Die Wahl des Arztes richtet sich deshalb danach, wo die Beschwerden auftreten. Das können sein: Dermatologen für Hauterkrankungen, Gynäkologen für Erkrankungen der weiblichen Geschlechtsteile, Urologen für Erkrankungen der Harnblase und ableitenden Harnwege, Internisten für innere Erkrankungen.

Wo können sich Pilze einnisten?
Überall. Sie können sowohl Haut, Schleimhäute, Nägel und Haare als auch sämtliche Organe befallen.

Begünstigen bestimmte Medikamente eine Pilzinfektion?
Ja. Es gibt Medikamente, die das Immunsystem schwächen und so den Pilzen das Eindringen in den Körper ermöglichen. Auch bereits auf oder im Körper lebende Pilze können sich durch die Einnahme dieser Medikamente vermehren und den Menschen krank machen. Wer antibakteriell wirksame Antibiotika, Corticoide, Immunsuppressiva, Zytostatika oder orale Kontrazeptiva („Anti-Baby-Pille") einnehmen muß, sollte vom Arzt unbedingt regelmäßig überwacht werden, damit eine mögliche Pilzinfek-

tion frühzeitig entdeckt und behandelt werden kann. Das ist vor allem für Schwerkranke sehr wichtig, weil sie sonst unter Umständen an einer Sekundärinfektion durch Pilze sterben.

Welche Menschen erkranken besonders häufig an einer Pilzinfektion?

Gefährdet sind Säuglinge, deren körpereigene Abwehr noch nicht vollständig ausgebildet ist, sowie Menschen, deren Immunsystem geschwächt beziehungsweise defekt ist. Dazu zählen vor allem alte Menschen sowie chronisch Kranke, Neurodermitiker, AIDS-Infizierte und Krebskranke. Auch Diabetiker und Schwangere leiden häufig unter Pilzinfektionen.

Kann man sich in Schwimmbädern oder Sporthallen mit Pilzen infizieren?

Prinzipiell ja, denn überall, wo viele Menschen auf engem Raum zusammenkommen und zudem nur wenig bekleidet sind bzw. barfuß laufen, ist die Wahrscheinlichkeit groß, daß auch Pilzinfizierte darunter sind, die die Pilze an andere weitergeben können. Das heißt aber nicht, daß jeder zwangsläufig krank wird. Denn wenn die Pilze auf der Haut und vor allem zwischen den Zehen kein dauerhaft feucht-warmes Klima vorfinden und die Haut zudem intakt ist, können sie sich nicht festsetzen.

Stimmt es, daß sich Pilze auf saurer Haut nicht so gut einnisten können wie auf neutraler oder alkalischer?

Nein, denn Säuren schaden den meisten Pilzen nicht. Immerhin überstehen säureresistente Pilze sogar die Magensäure und gelangen auf diese Weise in den Darm. Bei Patienten mit Magenschleimhautentzündung (Gastritis) wird manchmal eine Mischinfektion mit dem Bakterium Helicobacter pylori und Candida albicans gefunden.

Was tun, wenn mein Partner Pilze hat?
Zunächst einmal keine Panik, denn wenn bestimmte Regeln eingehalten werden, kann man sich kaum anstecken. Benutzen Sie auf keinen Fall die gleichen Waschutensilien wie Handtücher, Waschlappen, Kämme oder Bürsten. Bei Fußpilz sollte der Betroffene nicht barfuß über den Fußboden/Teppich laufen, sondern möglichst nur mit Badelatschen oder Socken. Am besten auch mit Socken ins Bett gehen. Alle Wäschestücke, die mit pilzinfizierten Stellen in Berührung kommen, müssen täglich gewechselt und ausgekocht bzw. desinfiziert werden. Leidet die Frau unter Scheidenpilz, wird in den meisten Fällen der Mann mitbehandelt. Die Gefahr, daß der Mann ohne eine Behandlung erkrankt, ist zwar relativ gering, man will aber dadurch eine Neuinfektion der Frau verhindern (Pingpong-Effekt). Geschlechtsverkehr sollte in dieser Zeit, wenn das überhaupt gewünscht wird, mit Kondom stattfinden.

Wodurch wird das Immunsystem geschwächt?
Das Immunsystem wird nicht nur durch die Einnahme von Medikamenten wie Antibiotika, Zytostatika, Immunsuppressiva, Corticoiden und oralen Kontrazeptiva geschwächt, sondern auch durch zahlreiche Umweltfaktoren und die individuelle Lebensweise. Zunächst sollte die individuelle Lebensweise auf schädigende Einflußfaktoren hin überprüft werden. Diese Faktoren sollten möglichst ausgeschaltet werden. Dazu gehören unter anderem unmäßiger Konsum von Alkohol und Zigaretten, sowie negativer Dauerstreß durch zuviel Arbeit oder Streit mit Kollegen bzw. in der Familie. Auch schlechte Ernährung, zuwenig Bewegung und frische Luft machen das Immunsystem träge.

Wie kann die körpereigene Abwehr gestärkt werden?
Vermeiden Sie negativen Dauerstreß. Sorgen Sie dafür, daß der Körper ausreichend Entspannung und Schlaf bekommt.

Bewegen Sie sich regelmäßig an frischer Luft. Trainieren Sie das Abwehrsystem mit warm-kalten Wechselduschen oder -güssen, besuchen Sie regelmäßig die Sauna und treiben Sie mäßig, aber regelmäßig Sport, der die Ausdauer fördert (Radfahren, Schwimmen). Genußmittel wie Alkohol oder Zigaretten, wenn überhaupt, nur in Maßen genießen. Die Ernährung sollte ausgewogen und vollwertig sein. Essen Sie viel Gemüse, Vollkornprodukte, Obst, Milch und Milchprodukte, aber sparen Sie an Fetten sowie an Fleisch- und Fleischprodukten und verwenden Sie Süßes, Zucker und Weißmehlprodukte nur ganz sparsam bzw. vermeiden Sie es ganz.

Gehören Pilze zur natürlichen Keimbesiedelung der Scheide?

Nein, auch wenn sie keine Krankheitssymptome verursachen sollten. Zur natürlichen Scheidenflora gehören lediglich bestimmte Milchsäurebakterien.

Können Pilze eine Harnwegsinfektion verursachen?

Ja. Bei der Frau können die Pilze sogar sehr leicht in die Harnwege gelangen. Beim Mann können sie unter Umständen durch Geschlechtsverkehr mit einer infizierten Partnerin in die Harnröhre gelangen. Frühzeitiges Behandeln bereits bei den ersten Symptomen ist notwendig, um den Pilz an der Vermehrung und Ausbreitung zu hindern.

Sind Pilze daran schuld, wenn es in der Scheide juckt?

Es kann, muß aber nicht sein. Unter Umständen ist auch ein anderer Krankheitserreger ursächlich beteiligt. Auf jeden Fall sollte bei jeder Auffälligkeit, dazu gehört auch ständiges Jucken, der Arzt aufgesucht werden. Er kann mit entsprechenden Untersuchungsmethoden herausfinden, was die Ursache ist, und eine Behandlung einleiten.

Wie wird Scheidenpilz behandelt?

Pilze in der Scheide werden in der Regel mit einem lokal anwendbaren Antimykotikum, in Form von Cremes oder Vaginalzäpfchen, behandelt. Die Präparate werden meist vor dem Schlafengehen mit dem Finger oder mit Hilfe eines Applikators tief in die Scheide eingeführt. Kommt es nach abgeschlossener Behandlung zu einer erneuten Infektion, sollte auch der Darm auf eventuellen Pilzbefall hin untersucht werden. Ist der Verdauungstrakt ebenfalls pilzinfiziert, müssen Tabletten geschluckt werden, die die Pilze im Verdauungstrakt beseitigen. Gleichzeitig ist eine Anti-Pilz-Diät einzuhalten.

Warum bekomme ich immer wieder Scheidenpilze?

Dafür kommen mehrere Gründe in Frage, die alle abgeklärt werden sollten. 1. Wurde der Partner nicht mitbehandelt, kann er die Frau immer wieder anstecken. 2. Ist der Darm auf Pilzbefall untersucht worden? Von dort können die Pilze nämlich immer wieder in die Scheide gelangen. 3. Hat das Medikament den Pilzbefall unter Umständen nur reduziert, aber nicht beseitigt? War die Dosis ausreichend und die Behandlung lang genug? 4. Wurde ein für den betreffenden Pilz unwirksames Medikament eingesetzt? 5. Muß zeitgleich mit der Pilzinfektion eine Antibiotika- oder Corticoidtherapie über einen längeren Zeitraum durchgeführt werden? 6. Ist das Immunsystem unter Umständen so geschwächt, daß immer wieder Pilze in den Körper eindringen bzw. sich vermehren können? 7. Ist die Unterwäsche nicht heiß genug gewaschen worden, so daß sich noch Pilze darin befinden? 8. Werden Synthetikunterwäsche und enge Jeans bevorzugt? Die Scheidenschleimhaut wird nämlich durch enge Hosen stark gereizt, und Synthetikunterwäsche erzeugt ein gutes Pilzklima.

Wie kann ich eine erneute Pilzinfektion der Scheide verhindern?

Es gibt leider keine sichere Methode, aber das Risiko zu erkranken kann zumindest verringert werden. Die Scheidenhygiene sollte nicht übertrieben werden, um eine Reizung der Schleimhaut zu vermeiden und das natürliche Scheidenmilieu nicht zu zerstören. Intimsprays und parfümierte Seifen sollten daher nicht verwendet werden. Erlaubt sind milde Seifen und warmes Wasser. Nach dem Stuhlgang den After nur von vorne nach hinten mit Toilettenpapier reinigen, damit keine unerwünschten Keime in die Scheide gelangen können. Möglichst keine engen Hosen oder Synthetikunterwäsche tragen. Sie fördern ein feucht-warmes Klima, in dem Pilze sich gut vermehren können.

Kann eine Pilzinfektion in der Schwangerschaft behandelt werden?

Ein verantwortungsvoller Arzt sollte sie sogar behandeln. Das Kind würde sich sonst bei der Geburt anstecken. Es gibt aber auch die Möglichkeit einer Pilzprophylaxe etwa in der 33. Schwangerschaftswoche.

Schadet eine Pilztherapie in der Schwangerschaft dem Kind?

Nein, denn normalerweise wird ein lokal anwendbares Antimykotikum verschrieben (Zäpfchen oder Creme), das direkt am Infektionsort auf die Pilze einwirkt. Das Kind wird dadurch nicht beeinträchtigt. Dagegen ist eine nicht behandelte Pilzinfektion eine Gefahr für das Kind, da es sich anstecken kann. Pilzinfektionen beim Säugling sind bekannt als sogenannte Windeldermatitis bzw. Mundsoor. Sind Po und Mund des Kindes betroffen, befinden sich die Pilze mit Sicherheit auch im Darm. Sie verursachen dort schmerzhafte Blähungen.

Was ist Windeldermatitis?

Es handelt sich hierbei um eine Pilzinfektion des Säuglings, bei der häufig der gesamte Verdauungstrakt betroffen ist. Die Pilzerkrankung äußert sich durch extrem gerötete, entzündete Haut im gesamten Windelbereich. Das Kind leidet zudem häufig unter schmerzhaften Blähungen und Durchfällen. Um eine erneute Infektion durch Kot oder Urin zu vermeiden, muß stets der gesamte Verdauungstrakt gegen Pilze behandelt werden.

Sind Pilzinfektionen ansteckend?

Ja und nein. Pilze sind allerdings nicht in der gleichen Weise ansteckend wie Viren. Um sich mit Pilzen infizieren zu können, müssen verschiedene Voraussetzungen erfüllt sein. Zunächst ist ein direkter Pilzkontakt notwendig. Das allein reicht aber noch nicht aus, um zu erkranken. Der Pilz muß nämlich auch die Möglichkeit haben, sich festzusetzen und zu vermehren. Dazu ist im allgemeinen ein dauerhaft feucht-warmes Milieu, ausreichende Nahrung für die Pilze sowie eine geschwächte körpereigene Abwehr notwendig. Auch müssen Haut, Schleimhäute oder Nägel vorgeschädigt sein, damit der Pilz sich anheften und eindringen kann. Ein rundum gesunder Mensch, der keine pilzbegünstigenden Faktoren aufweist, erkrankt in der Regel nicht. Trotzdem sind Vorsichtsmaßnahmen zu treffen, wenn ein Familienmitglied an einer Pilzinfektion leidet.

Was tun mit verschimmelten Lebensmitteln?

Verschimmelte Lebensmittel müssen komplett vernichtet werden, weil sie die Gesundheit gefährden. Durch großzügiges Entfernen der Schimmelstellen wird das vom Pilz erzeugte Gift nämlich nicht beseitigt. Es verteilt sich übrigens um so schneller, je wasserhaltiger ein Lebensmittel ist. Spezielle Käse- und Salamisorten, bei deren Herstellung ungiftige Pilze bewußt eingesetzt werden, müssen natürlich nicht weggeworfen werden.

Wie lange sind Speisepilze haltbar?

Pilze sind aufgrund ihres hohen Wassergehaltes sehr empfindlich und können schnell verderben. Zum Sammeln sollte möglichst ein Korb verwendet werden. Selbstgesammelte Pilze sollten noch am selben Tag verarbeitet werden. Zuchtpilze können im Gemüsefach des Kühlschrankes ohne Plastiktüte zwei bis drei Tage aufbewahrt werden.

Kann man Pilzgerichte ein zweites Mal aufwärmen?

Wenn Sie ein Zuchtpilzgericht gleich nach der Zubereitung abdecken und in den Kühlschrank stellen, kann es ein zweites Mal aufgewärmt werden. Reste von Wildpilzgerichten sollten dagegen nicht aufbewahrt werden, da sich hierbei möglicherweise gesundheitsschädliche Stoffe bilden.

Woran ist eine Wildpilzvergiftung zu erkennen?

Viele Giftpilze erzeugen erst mehrere Stunden nach dem Verzehr typische Vergiftungserscheinungen, wie heftige Bauchschmerzen, Übelkeit, Erbrechen, wässerige Durchfälle, Kopfschmerzen, Rauschzustände oder Bewußtseinsstörungen. Der Betroffene muß in jedem Fall sofort zu einem Arzt oder besser in ein Krankenhaus gebracht werden.

Kann ich als Laie eine Pilzinfektion erkennen?

Nein. Es gibt mehr oder weniger typische Krankheitssymptome, hinter denen eine Pilzinfektion stecken könnte. Ähnliche oder gleiche Symptome können jedoch häufig auch von anderen Mikroorganismen, wie zum Beispiel Bakterien, hervorgerufen werden. Sie können daher eine Pilzinfektion lediglich vermuten. Der Arztbesuch ist also in jedem Fall notwendig.

Welche Symptome deuten auf eine Pilzinfektion hin?

Andauernder Juckreiz und Brennen im Genitalbereich bzw. in den Zehenzwischenräumen, Entzündungen von Haut bzw. Schleimhaut, schuppende gerötete Haut, verfärbte, brüchige Nägel, weiße Beläge im Mund, auf dem Penis oder in der Scheide, ständig aufgetriebener Blähbauch mit kolikartigen Schmerzen.

Kann ich die Medikamente absetzen, wenn ich keine Beschwerden mehr habe?

Auf keinen Fall. Unter Umständen sind nämlich noch nicht alle Erreger beseitigt. Sobald die Medikamente abgesetzt werden, können sich diese dann erneut vermehren, und die Krankheit bricht wieder aus.

Kann Nagelpilz behandelt werden?

Ja. Allerdings kann die Behandlung aufgrund des langsamen Nagelwachstums mehrere Monate dauern. Man muß also in jedem Fall sehr viel Geduld aufbringen und die Therapie konsequent durchführen, damit sie erfolgreich ist.

Wie wird Nagelpilz behandelt?

Für die Behandlung stehen antimykotisch wirksame Nagellacke sowie systemisch (von innen) wirksame Medikamente zur Verfügung. Manchmal läßt es sich aber nicht verhindern, daß pilzbefallene Nägel gezogen werden müssen.

Wie wird Fußpilz behandelt?

Es gibt verschiedene Medikamente in Form von Salben, Cremes oder Puder, die, regelmäßig auf die erkrankten Stellen aufgetragen, sehr wirksam sind. Gleichzeitig sollten die Zehenzwischenräume immer trocken gehalten werden. Die Strümpfe und Schuhe sollten luftdurchlässig sein und ausreichend Bewegungsfreiheit zulassen. Beides muß zudem täglich gewechselt und desinfiziert beziehungsweise heiß gewaschen werden. Auch die benutzten Handtücher täglich heiß in der Maschine waschen. In der Wohnung nicht barfuß umherlaufen, und bis zur Abheilung auch im Bett Strümpfe tragen.

Woran liegt es, wenn der Darmpilz trotz Behandlung nicht verschwindet?
Der Pilz verteilt sich nicht gleichmäßig im Darm, sondern tritt in Nestern auf, die zwischen den Darmzotten versteckt liegen. Werden mit der Behandlung nicht alle Nester erreicht, können sie sich anschließend wieder vermehren. Ein Rückfall ist auch möglich, wenn Mund, Speiseröhre oder Magen ebenfalls infiziert sind und nicht gleichzeitig mitbehandelt wurden. So können sie ständig für Pilznachschub im Darm sorgen.

Gehören Pilze zur natürlichen Darmflora?
Nein. Es werden weder harmlose noch krankheitserregende Pilze für den Verdauungsvorgang benötigt.

Wie wird Darmpilz behandelt?
Gegen Pilze im Darm wirken am besten spezielle Antimykotika, die im Verdauungstrakt verbleiben und nicht durch die Darmwand ins Blut gelangen. Sie werden dann mit den Nahrungsresten wieder ausgeschieden. Nach der Behandlung sollte die natürliche Darmflora wiederaufgebaut werden, damit sich nicht sofort wieder Pilze einnisten können. Fertigpräparate aus der Apotheke enthalten spezielle Bakterienarten, die im Darm normalerweise heimisch sind.

Müssen Darmpilze unbedingt behandelt werden?
Ja, denn die Pilze können durch die Darmschleimhaut hindurchwachsen und auf dem Blut- oder Lymphwege andere Organe befallen. Besonders schnell geschieht dies, wenn eine Anti-Pilz-Diät durchgeführt wird, ohne gleichzeitig auch medikamentös zu behandeln, da sich die Pilze auf die Suche nach Nahrung begeben.

Können auch Stimmbänder von Pilzen befallen werden?
Ja. Die Symptome sind dann Heiserkeit oder auch Stimmverlust.

Muß ich mich mit einer Pilzinfektion anders ernähren?
Ja. Bei einer Pilzinfektion von Verdauungstrakt und Scheide wird eine sogenannte Anti-Pilz-Diät empfohlen. Sie sollte aber nie allein, sondern immer gleichzeitig mit einer medikamentösen Behandlung durchgeführt werden.

Was bewirkt eine Anti-Pilz-Diät?
Pilze ernähren sich von leicht verdaulichen Kohlenhydraten wie Zucker, Traubenzucker und Maltose. Mit der Diät, bei der auf alles Süße wie Zucker, Süßigkeiten, sehr süßes Obst, Kuchen sowie Weißmehlprodukte verzichtet wird, entzieht man den Pilzen ihre Nahrung. Sie können sich nur schwer vermehren. Gleichzeitig wird der Anteil an ballaststoffreicher Kost erhöht – Vollkornprodukte, viel Gemüse und Kartoffeln, so daß sich der Darminhalt ebenfalls erhöht. Dadurch werden Pilznester beseitigt, und die Medikamente können besser direkt vor Ort wirken.

Können sich Kinder im Freien mit Pilzen infizieren?
Das ist durchaus möglich, da sich im Erdboden natürlicherweise immer krankheitserregende Pilze befinden. Sie können beim Spielen im Sand bzw. in der Erde in kleine Wunden gelangen. Da die Kleinen ihre Finger nicht waschen, bevor sie sie in den Mund stecken, können sie sich aber auch auf diese Weise infizieren.

Kann ich mit einer Pilzinfektion in die Sauna gehen?
Den Mitmenschen zuliebe sollten Sie darauf verzichten. Die Gefahr, daß sich dann auch andere infizieren könnten, ist vorhanden. Die meisten Menschen mit einer sichtbaren Pilzinfektion werden aber wahrscheinlich sowieso keine Lust verspüren, sich öffentlich nackt zu zeigen. Außerdem

werden Entzündungen auf der Haut durch den Schweiß noch zusätzlich gereizt, und eventuell vorhandener Juckreiz kann sich verstärken.

Sind Borpräparate bei Pilzinfektionen wirksam?
Nein. Diese Mittel dürfen auf keinen Fall angewendet werden, da sie schwere Gesundheitsschäden verursachen können.

Können Haustiere ebenfalls Pilze bekommen?
Ja. Deshalb sollten Tiere vor allem, wenn sie sich überwiegend im Freien aufhalten, nicht zum Schmusen „mißbraucht" werden. Auch auf Bett oder Couch haben Tiere nichts zu suchen.

Was ist eine Allergie?
Eine Allergie ist eine unerwünschte Überreaktion der Immunabwehr auf eine bestimmte Substanz (Allergen). Nach erneutem Kontakt mit demselben Allergen treten dann die allergietypischen Symptome auf.

Wie äußert sich eine allergische Reaktion?
Symptome einer allergischen Reaktion können Niesanfälle, Atemnot, Hautjucken, Hautausschläge und Schwellungen sein. Es können aber auch Erbrechen, Durchfall und Kopfschmerzen auftreten.

Welche Substanzen können am häufigsten eine Allergie verursachen?
Am häufigsten treten Allergien gegen Hausstaub, Schimmelpilzsporen, Pollen von Gräsern und Bäumen, bestimmte Nahrungsmittel oder Zusatzstoffe, Kosmetika, Medikamente und Tierhaare auf.

Kann man auch gegen Pilze eine Allergie entwickeln?
Ja. Und zwar sowohl gegen Pilze, die sich bereits im Körper angesiedelt haben, als auch gegen Pilzsporen aus der Luft.

Pilze, die in der Nahrungsmittelverarbeitung eine Rolle spielen, wie zum Beispiel Bäcker- oder Bierhefe, können ebenfalls Allergien hervorrufen.

Wie wird eine Pilzallergie behandelt?
Generell sollten die Allergene gemieden werden. Sitzen im oder auf dem Körper krankheitserregende Pilze, müssen sie beseitigt werden. Lösen eßbare Hefen eine Allergie aus, müssen diese ebenfalls gemieden werden. Sind die Verursacher einer Allergie Pilzsporen, können Corticoide die akuten Beschwerden lindern. Es sollte dann aber versucht werden, eine Hyposensibilisierung mit den allergieauslösenden Substanzen durchzuführen.

Anhang

Pilztest:

„Bin ich vielleicht pilzinfiziert?“

- Ich leide häufig unter Blähungen und Durchfall
- Ich fühle mich immer müde und niedergeschlagen
- Ich bin gereizt und unkonzentriert
- Es juckt ständig am Darmausgang
- Ich verspüre laufend Appetit auf Süßes
- Trotz Diät komme ich nicht von meinen Pfunden runter
- Es juckt und brennt in der Scheide
- Die Scheide ist rot und entzündet
- Ich leide unter starkem Ausfluß
- Beim Wasserlassen brennt es
- Ich habe weißliche Beläge im Mund bzw. auf dem Penis entdeckt
- Ich rieche sehr stark aus dem Mund
- Die Haut zwischen den Zehen löst sich ab und ist zum Teil eingerissen
- Die Nägel sind brüchig und haben sich bräunlich-gelb verfärbt

Sie sollten sich von einem Arzt untersuchen lassen, wenn einer der oben genannten Punkte auf Sie zutrifft. Sind zudem auch ein oder mehrere der im folgenden Text genannten Punkte zutreffend, ist es gut möglich, daß Sie pilzinfiziert sind.

Wer unsicher ist, welcher Arzt der richtige ist, kann zunächst seinen Hausartzt (Internist oder Allgemeinmediziner) aufsuchen (siehe dazu auch: „Wie stellt der Arzt eine Pilzinfektion fest“, Seite 58).

Test: „Bin ich anfällig für Pilzinfektionen?“

- Ich mußte mindestens eines der folgenden Medikamente einnehmen: Antibiotikum, Cortison, Immunsuppressivum, Zytostatikum
- Ich nehme regelmäßig die „Anti-Baby-Pille“ ein
- Ich bin schwanger
- Ich bin Diabetiker/in
- Ich leide unter Ekzemen
- Ich bin Neurodermitiker
- Ich bin Allergiker
- Ich bin chronisch krank
- Ich stehe laufend unter Streß

Übersicht:
Wirkstoffe, die bei Mykosen eingesetzt werden

Wirkstoff	Einsatzgebiet
Clotrimazol (lokale Anwendung)	Pilzinfektionen der Haut und Schleimhäute durch Hefen, Dermatophyten oder Schimmelpilze
Ketoconazol (lokale Anwendung)	Mykosen der Haut und Schleimhäute durch Dermatophyten, Hefen u.a. Pilze
Ketoconazol (innere Anwendung)	Haut-, Haar- und Schleimhautmykosen durch Hefen, Dermatophyten u.a. Pilze
Nystatin (lokale Anwendung)	Pilzinfektionen der Haut, Nägel, Haare und des Genitalbereiches durch Hefen, Mundsoor
Nystatin (innere Anwendung)	Hefen in Mund, Rachen, Speiseröhre, Magen, Darm
Fluconazol (innere Anwendung)	Systemcandidosen, Hefen auf Schleimhäuten
Itraconazol (innere Anwendung)	Pilzinfektionen durch Hefen, Dermatophyten u. Schimmelpilze
Natamycin (innere Anwendung)	Hefeinfektionen des Darmes sowie des Mund- und Rachenraumes
Amphotericin B (innere Anwendung)	Therapie und Prophylaxe von Hefemykosen im Darm bzw. Beseitigung des Hefereservoirs im Darm bei bestehender Mykose auf Haut und Schleimhaut
Griseofulvin (innere Anwendung)	Dermatophyteninfektion der Haut, Haare und Nägel
Terbinafin (innere Anwendung)	durch Dermatophyten verursachte Pilzinfektionen, z. B. Finger- und Zehennägel; Behandlungsversuch bei Mischinfektionen der Nägel mit Hefen

Diese Liste erhebt keinen Anspruch auf Vollständigkeit. Die hier beispielhaft genannten Handelsnamen sind geschützte Warenzeichen. Wie Präparate im einzelnen eingenommen beziehungsweise angewendet

Mögliche Nebenwirkungen	**Handelsnamen**
Hautirritationen mit Rötung, Stechen und Brennen	Canesten® (Creme, Lösung, Puder, Pumpspray) ; Canifug®, Mycofug® (Creme, Lösung)
selten allergische Reaktionen und Hautreizungen wie Brennen, Jucken und Rötung	Nizoral® (Creme) Terzolin® (Lösung)
selten Übelkeit und/oder Erbrechen, Durchfall, Kopfschmerzen, Hautjucken	Nizoral® (Tabletten)
selten allergische Reaktionen, gelegentlich Überempfindlichkeitsreaktionen wie Jucken und Brennen	Candio-Hermal® (Paste, Salbe, Mundgel) Moronal® (Creme, Salbe, Suspension)
bei hoher Dosierung Brechreiz, Durchfall, Magendruck	Candio-Hermal® (Dragees, Suspension)
selten Bauchschmerzen, Durchfall, Übelkeit, Kopfschmerzen, Hautausschlag; Leber- und Nierenwerte müssen bei kranken Menschen regelmäßig überprüft werden	Diflucan® (Kapseln, Saft) Fungata® (Kapseln)
Übelkeit, Kopfschmerzen, Unterleibschmerzen	Sempera® (Kapseln)
selten Brechreiz, Durchfall, Magendruck	Pimafucin® (Dragees, Lutschtabletten)
Störungen im Magen-Darm-Bereich, Übelkeit, Erbrechen, Durchfälle, Appetitlosigkeit	Ampho-Moronal® (Tabletten, Lutschtabletten, Suspension)
Schwindelgefühl, Kopfschmerzen, Schlaflosigkeit, Übelkeit, Magenbeschwerden, Durchfall, Allergien, erhöhte Lichtempfindlichkeit	Likuden® M (Tabletten)
selten allergische Hautreaktionen, Kopfschmerzen, Appetitlosigkeit, Übelkeit, Völlegefühl, Bauchschmerzen, Geschmacksstörungen	Lamisil® (Tabletten)

werden, entnehmen Sie der Packungsbeilage. Sprechen Sie mit Ihrem Arzt darüber, wenn Sie etwas nicht genau verstehen oder wenn Probleme während der Anwendung auftreten.

Register